Liderazgo en salud pública o privada

Su gestión y administración

Jorge Llarrull

Llarrull, Jorge
Liderazgo en salud pública o privada : su gestión y administración / Jorge Llarrull. - 1a ed. - Ciudad Autónoma de Buenos Aires : Tercero en Discordia, 2021.

110 p. ; 21 x 14 cm.

ISBN 978-987-8492-27-8

1. Salud. 2. Sistemas de Salud. 3. Medicina. I. Título.
CDD 362.1068

Imagen de tapa: Freepik.com

ISBN 978-987-8492-27-8

Queda hecho el depósito que marca la Ley 11.723.

Impreso en Argentina.

Dedicatoria

A mis padres, Lucia y Jorge, que descansan en paz, luego de haber tenido una vida cargada de trabajo y responsabilidades, época dura, supercumplida por ellos.

A mi hermosa Guadalupe, mi compañera, gran mujer y madre. A mis hijos del corazón, Nahuel, Agustina y Sara.

A mi hijo Lorenzo. La estructura interna se mantiene sólida gracias a su infinito amor y su suave ternura.

A todas aquellas personas que nunca se dan por vencidas.

El autor

Jorge Llarrull nació en Santiago del Estero el 18 de febrero de 1976. Farmacéutico (Universidad Católica de Córdoba), Master en Dirección Financiera (Universidad TECH España/México), Master en Dirección Hospitalaria y Servicios de Salud (Universidad TECH España/México), Experto en Dirección Hospitalaria y Servicios de Salud (Universidad Cardenal Herrera - España).

Este libro representa la Tesis Doctoral en "Doctorado en Salud Pública" (Atlantic International University- Estados Unidos).

Mi actividad profesional

* Farmacia hospitalaria- Hospital privado, provincia de Córdoba.
* Producción de medicamentos- Departamento de especialidades médicas, Municipalidad de Córdoba Capital.
* Responsable del laboratorio central de farmacia- Producción de medicamentos- Ministerio de Salud de la provincia de Santiago del Estero.
* Farmacia hospitalaria- Hospital de Niños- CEPSI/Eva Perón- conexión Garrahan, Santiago del Estero.
* Farmacia Comunitaria 2006-2021. Santiago del Estero.
* Servicio de internación domiciliaria- Director General- Empresa ADI Salud, 2010 hasta la actualidad, Santiago del Estero.

Los años previos

Recuerdo aquellos años de estudiante, donde un peso era un lingote de oro. Para mí, en realidad, nunca lo fue. Transitaba la carrera de Farmacia en la universidad, una hermosa etapa de mi vida, cuyo esfuerzo no pudo haber sido mayor (al igual que el de muchos otros alumnos, seguro). Muchos días con muy poco dinero en los bolsillos, pero nunca me faltaban las ganas de estudiar, ¿saben por qué? Porque ya sabía lo que quería.

Eso es lo importante, saber lo que uno quiere. Estar preparado para cuando se presente el momento, con los ojos bien abiertos.

Algunos conceptos

La definición actual de "Salud", según la OMS (Organización Mundial de la Salud), fue enunciada en el año 1948 y la describe como "un estado de completo bienestar físico, mental y social, donde no solamente prima la ausencia de afecciones o enfermedades".

"La economía" es la ciencia social que estudia cómo las familias, las empresas y los gobiernos organizan los recursos disponibles, para satisfacer diferentes necesidades y así lograr un mayor bienestar.

"La economía de la Salud" es un campo de investigación cuyo objeto de estudio es el uso óptimo de los recursos para la atención de la enfermedad y la promoción de la salud. Su tarea se representa en estimar la eficiencia de organizaciones de los servicios de salud y sugerir formas de mejorar esta organización.

Prefacio

No importa en qué lugar del mundo te encuentres, no importa el rubro al cual te dediques, ni tampoco importa el cargo que ocupes, solo importan las ganas que tengas de querer lograrlo.

Hacer negocios es un arte, gestionar es un desafío, estudiar y conceptualizarse el interior para poder tomar decisiones acertadas es lo correcto; así debes verlo. La estrategia es un condicionamiento inexcluyente, el análisis oportuno debe ser perpetrado, debes intentar volcar todo lo que tengas en tu interior en el seno de tus proyectos, saber bien qué quieres y a dónde quieres llegar. Con aptitud, confianza y tenacidad, viviendo la vida, nunca te dejes absorber por los negocios y los números, pues sin vivir bien, de nada serviría el todo.

A este libro podrás leerlo por capítulos, por donde tú quieras o necesites; yo te recomiendo leerlo en orden para mayor compresión.

Está desarrollado de una manera que permite ser entendido fácilmente y ser aplicado en cualquier rubro, no solo a la salud.

Ensayo de espíritu empresarial

Resumen

Hablar en el año 2021 de lo que es el espíritu empresarial, inserto en un mundo tecnológico y globalizado, requiere el análisis de muchas aristas dependientes de diversas situaciones funcionales de los mercados y sus contextos específicos.

La hostilidad de los mercados, la competencia y, principalmente, el cliente, han ido forjando una mayor necesidad de generación de productos innovadores. Estos deben marcar diferencia con el resto de productos o servicios presentes como opciones a consumir. Lleva al empresario a tener una iniciativa de creatividad importante, para poder ingresar a disputar el mercado.

El perfil emprendedor debe luchar, persistir y mantener su postura para poder lograr lo que desea, fundada en ideas claras. Desde mi punto de vista, el orden es un factor clave en cualquier empresa o empresario. Las posibilidades de éxito y de fracaso siempre estarán presentes, somos nosotros los que deseamos realizar o contribuir al cambio, al desarrollo.

Una persona emprendedora debe poseer una suma de cualidades, algunas intrínsecas, desde sus entrañas, desde su sangre; otras pueden ser adquiridas en el tiempo con el estudio y con la práctica. El emprendedor, que toma desde el inicio la capacidad de asumir riesgos tangibles, además de tener o contener los caracteres necesarios para el desarrollo personal en la empresa, debe tomar además responsabilidades legales y laborales.

Pienso en un espíritu empresarial con búsqueda de beneficios económicos, pero que vaya aparejado de cambios sociales importantes, que otorgue beneficios a la población en su consumo, en su elección. ¿Es esto lo que está pasando en los mercados? El empresario debe estar por encima de diversas situaciones y debe poder afrontar cambios, manejar diversos modelos empresariales, como la versatilidad de los mercados, entre otros. Es ahí donde debe prevalecer su fortaleza, su visión, su orientación y, desde mi óptica, su practicidad y tenacidad.

"Si tienes un sueño en tu corazón, y de verdad crees en él, corres el riesgo de que se convierta en realidad".
Walt Disney

El empresario y los tiempos

En la economía actual, estrechamente ligada a la actividad de las empresas y dependiente de su funcionamiento a nivel mundial, interfiere la ficción por sobre lo real y concreto, lo cual produce un efecto negativo en el empresario, y crea más dudas e incertidumbre, como, por ejemplo, las monedas virtuales "Bitcoin".

Haciendo un poco de memoria y comparando los tiempos, en el año 1760, en Inglaterra, se dio origen a lo que se conoció como la Revolución Industrial. La humanidad pasó de formas de vida tradicionales basadas en la agricultura, la ganadería y la producción artesanal (solamente), a otras fundamentadas en la producción industrial y la mecanización.

La transformación económica, social y tecnológica que se inició en la segunda mitad del siglo xviii, se extendió unas décadas después a gran parte de Europa occidental y América Anglosajona, y concluyó entre 1820 - 1840. Durante este período, se vivió el mayor conjunto de transformaciones económicas, tecnológicas y sociales de la historia de la humanidad desde el Neolítico, que advirtió el paso desde una economía rural a una de carácter urbano, industrializada y mecanizada.

La Revolución Industrial marcó un punto de inflexión en la historia, modificó e influyó en todos los aspectos de la vida cotidiana de una u otra manera. La producción, tanto agrícola como de la naciente industria, se multiplicó a la vez que disminuía el tiempo de producción. A partir de 1800, la riqueza y la renta per cápita se multiplicó como no lo había hecho nunca en la historia, pues hasta entonces el PBI per cápita se había mantenido prácticamente estancado durante siglos.

Como consecuencia del desarrollo industrial, nacieron nuevos grupos o clases sociales, encabezadas por el proletariado, los trabajadores industriales y los campesinos pobres y la burguesía, dueña de los medios de producción y poseedora de la mayor parte de la renta y el capital; quienes constituían en ese momento la figura de empresarios; desde mi análisis interno, la gran mayoría sin espíritu alguno.

Concretamente, en esta comparación de épocas, podemos observar diferentes variables, situaciones y oportunidades propias del avance mismo de la humanidad. Personalmente, creo que el espíritu empresarial es intrínseco de la persona, y que con la evolución hubo un desarrollo considerable, influenciado por factores de distinta índole, como lo son los sociológicos y psicológicos. Seguramente, en algunos países o en algunas razas, la influencia fue más fuerte que en otros.

Si se toma como ejemplo un estudio desarrollado en Colombia (fue elegido aleatoriamente como país de América), por la Cámara de Comercio, que considera el periodo comprendido entre 2007 y 2019, sobre una encuesta/análisis de cinco mil estudiantes, se obtuvieron los siguientes resultados:

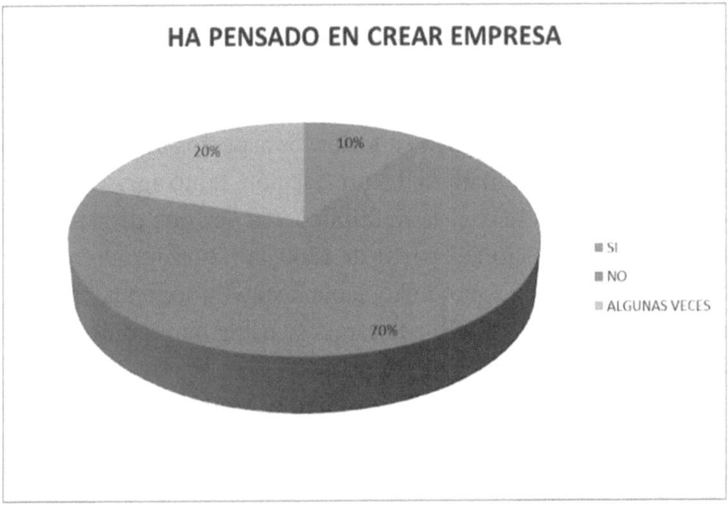

GRÁFICO N. ° 1

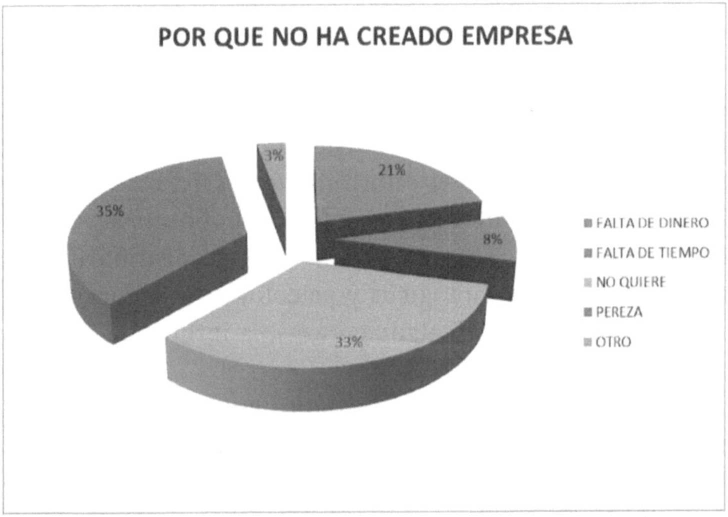

GRÁFICO N.° 2

(GRÁFICOS- EXPLICACIÓN – ANÁLISIS DE PAÍS SUDAMERICANO. COLOMBIA, A MANERA DE EJEMPLO DE LO QUE ESTÁ PASANDO EN AMÉRICA LATINA- CÁMARA DE COMERCIO DE COLOMBIA).

Como se puede observar en el gráfico de referencia N.º 1, los resultados obtenidos son totalmente desalentadores en relación con el porcentaje de estudiantes que pensaron en abrir una empresa, tan solo el 10 %.

El gráfico N.º 2, muestra los factores determinantes del por qué nunca analizaron ser empresarios.

El espíritu empresarial es la capacidad para iniciar y establecer una unidad económico-social, con el fin de satisfacer las necesidades de la sociedad. Para emprender se requiere perseverancia, experiencia, visión, iniciativa, valor, creatividad y la capacidad para asumir riesgos.

Al espíritu emprendedor podemos reflejarlo como el proceso dinámico de crear e innovar cosas de valor que influyan en el bienestar de los mercados. El emprendimiento proporciona a la civilización una enorme cantidad de bienes y servicios, y mejora el crecimiento del bienestar social.

Muchos han tratado de analizar el origen del espíritu emprendedor; algunos dicen que es genético, otros que es una conducta aprendida y, algunos más, que son las circunstancias de la vida las que te llevan a optar por el emprendimiento. Es por ello que solamente entre un 20-25% desarrolla emprendimientos exitosos.

Las necesidades de éxito y de reconocimiento, actuantes como propulsoras en personas, que, sumadas a la intuición de necesidades en los mercados, son capaces de crear grandes emprendimientos, convirtiéndose en agentes sociales de cambios.

Características psicológicas del emprendedor

- Confianza en sí mismo.
- Perseverancia y determinación, compromiso a largo plazo.
- Energía.
- Talento.
- Habilidad para tomar riesgos calculados.

- Necesidad de realización.
- Creatividad.
- Iniciativa.

Podemos definir finalmente al empresario y su espíritu empresarial como toda persona que, de forma individual o colectiva, basado en objetivos fijados en complicidad con decisiones estratégicamente tomadas, se perfila a combinar capital trabajo, para ofrecer a la sociedad bienes o servicios en una realidad socioeconómica llena de riesgos e incertidumbre. Es ahí donde debemos fortalecernos, guiados por un pensamiento fuerte y respaldado con estudios y prácticas desarrolladas, respetando los tiempos y las condiciones.

Liderazgo y dirección en sistemas sanitarios

En toda organización de trabajo, sea pública o privada, debe existir un líder. Con la presencia del líder, es más fácil e integral llevar todo cuesta arriba.

Entendemos por liderazgo la capacidad que tiene una persona de motivar, producir, influir, organizar y llevar a cabo acciones para lograr sus metas y objetivos, que involucren a personas o grupos, en un marco de valores. El liderazgo es un potencial y se puede desarrollar de diferentes formas y en situaciones muy distintas, según el entorno. Líder también es aquel que impone respeto, se destaca entre los demás y tiene condiciones que le dan superioridad para sobresalir, como experiencia, conocimientos, desempeño, y suele ser un modelo a seguir para el resto de sus pares.

Según Robbins y Coulter (2000), liderazgo es la "capacidad de influir sobre un grupo afín, de encauzarlo hacia el logro de sus metas", también definen líderes como "personas que tienen la capacidad de influir en otros y que poseen autoridad administrativa".

El liderazgo transformacional es un estilo de liderazgo en el que los líderes alientan, inspiran y motivan a los empleados a innovar y crear cambios, de manera que ayuden a crecer a una empresa y darle forma a su éxito futuro.

Algunos líderes en la historia

* **Mahatma Gandhi (1869 - 1948)**. Abogado y político indio, que lideró una lucha pacífica para liberar a India del Imperio

Británico. Se destacó por su defensa a la paz mundial, la resistencia pacífica y la no violencia.

* **Martin Luther King (1929 – 1968)**. Pastor y activista norteamericano, lideró un movimiento a favor de los derechos de los afroamericanos en Estados Unidos. Es considerado un líder por su oratoria y la adhesión que tuvo su mensaje de no violencia y su lucha por la igualdad.

* **Nelson Mandela (1918 – 2013)**. Abogado y político sudafricano, luchó contra la discriminación racial en su país y el régimen Apartheid (sistema de segregación racial) instituido por las minorías blancas. Estuvo en prisión 27 años y gobernó el país como presidente entre 1994 y 1999.

Según Max Weber

Líder carismático. Entusiasma a la gente y es elegido por eso, tiene tendencia a creer más en sí mismo que en sus seguidores.

Líder tradicional. Hereda el poder, generalmente porque pertenece a un grupo familiar de élite o a una clase social.

Líder legítimo. Adquiere el poder a través de caminos legales; es lo contrario al "líder ilegítimo" que obtiene el poder por vías ilegales.

Según la formalidad de su elección:

Líder formal. Es elegido como líder en un grupo u organización y tiene la autoridad para impartir castigos o dar recompensas, tomar decisiones y guiar al grupo.

Líder informal. No es elegido directamente como líder, por lo que no tiene una autoridad, pero es seguido por el resto de los miembros del grupo por su carisma y su capacidad de motivación.

Según la relación con sus seguidores:

Líder dictador. Impone su autoridad y sus decisiones sin dejar espacio para el diálogo; fuerza sus ideas y puntos de vista al grupo.

Líder autocrático. Tiene el poder de decisión sobre el grupo y guía el camino a seguir sin permitir la participación del resto de los miembros del equipo.

Líder democrático. Alienta la participación de los miembros del grupo o equipo para tomar decisiones en conjunto, respeta las opiniones ajenas y delega tareas.

Líder onomatopéyico. Guía al grupo y lo motiva a través de onomatopeyas para generar entusiasmo y fidelizar a los miembros.

Líder paternalista. Toma las decisiones y establece el camino a seguir, trabaja en base a resultados e impone un sistema de premios y castigos para incentivar a los miembros.

Líder liberal. Deja el poder de decisión y el cumplimiento de las funciones en manos de los miembros, ya que confía en el equipo y da su apoyo.

Según la influencia que ejerce sobre los seguidores:

Líder transaccional. Busca el cumplimiento de las tareas de los miembros del equipo por medio de un sistema de premios y castigos.

Líder transformacional. Motiva a los seguidores y se centra en ellos y su potencial para lograr los cambios esperados en la organización. Es un líder que cree en su equipo y forma lazos con sus miembros.

Líder auténtico. Conoce sus fortalezas y debilidades, comparte sus opiniones, pensamientos y sentimientos, y escucha los de los demás miembros del grupo. Es un líder equilibrado que busca opiniones diversas antes de tomar decisiones.

Líder lateral. Tiene experiencia en el cargo en el que se desempeña y lidera un grupo sin ser jefe, se destaca por su poder de motivación, comunicación y guía del grupo.

Líder longitudinal. Utiliza la autoridad y el poder que le da tener un puesto jerárquico al de sus seguidores.

¿Líder se nace o se hace?

Hay personas que nacen con cualidades intrínsecas de su personalidad para ser líderes natos (como empatía, simpatía, cordialidad, perspicacia) y luego les suman a estos distintivos, conocimientos adquiridos a lo largo de su experiencia y recorrido; y hay o existen aquellos que aprenden lo que tiene que tener un líder y se van adecuando a las circunstancias en las que puedan tener protagonismo.

Calidad laboral

El desarrollo laboral produce un impacto muy fuerte en la salud física y mental de las personas, influyendo de manera significativa en múltiples aspectos de su vida personal, en algunas; en otras, creo personalmente que son las que se presentan en menor cantidad, produce una satisfacción o realización personal.

En todas las empresas públicas o privadas, la influencia de los permanentes cambios o transformaciones en este nuevo mundo produce o genera nuevos niveles de incertidumbre y complejidad; lo ambiguo, lo impreciso y lo azaroso se abren camino. Los recursos humanos no pueden permitirse inmovilidad en su accionar laboral, deben sumarse a los sucesos tecnológicos, económicos y culturales que han incidido ciertamente en la fragmentación entre el mundo personal, familiar y laboral. Traducido a las obligaciones laborales, constituyen nuevos retos que debemos asumir logrando, o con la finalidad de poder lograr, la calidad en los servicios, la eficiencia en la gestión y la reducción en los costos, entre otros. Esta presión organizacional consecuente es incorporada por los trabajadores, potenciando la aparición del estrés laboral que impactará psicológicamente en su calidad de vida. Es su productividad en la empresa o área publica, representando o instalando un elevado riesgo sanitario o productivo, según el ámbito de aplicación, el cual debe ser identificado, controlado y corregido.

Considero que, en estas situaciones, las personas responsables, en sus figuras de líderes, directores o administradores, deben tener una consideración importante y significativa en el compromiso, la confianza y el control como aspecto fundamental para el desarrollo de la calidad de vida laboral. Determino un eje primordial en este trascurso que estará constituido por el aspecto psicosocial, sociopolítico y el ambiente ideal de trabajo, lo cual genera, sin ninguna duda, un bienestar general y ocasionará o proporcionará mayor productividad. A partir de lo manifestado, podemos definir como la calidad de vida laboral, un concepto y una filosofía de organización de trabajo, cuyo fin es mejorar la vida del empleado en las organizaciones, más allá de los beneficios económicos, sociales y sanitarios logrados.

Personalmente, considero que nos situamos en una nueva era, mucho más allá de lo que configuraba la posmodernidad Karl Marx, y donde podemos conceptualizarla como una era digital, tecnológica, donde podemos encontrar un alto nivel de complejidad, de mayor exigencia de índole social, a veces inentendible; fundado todo esto en los propios cambios producidos en el mundo y sus componentes, y donde a veces debemos sentarnos a reflexionar, analizar y poder así determinar con una argumentación clara, cómo actuar.

En cualquier organización es muy importante la determinación de un equipo de trabajo, un grupo de personas que persiguen un objetivo determinado, coordinado y que contribuye cada uno con su talento, aptitudes y energía diaria para lograrlo. Considero la creatividad como un espacio muy importante dentro de estos grupos de trabajo, que se estimula con la combinación de los esfuerzos de los individuos y eso proporciona cambios positivos, nuevos caminos, no solo para el pensamiento y la reflexión sobre los problemas o sucesos, sino también desde el punto de vista que posibilita una amplia perspectiva de desarrollo asociada a las nuevas ideas, nutrida o alimentada por información, conocimientos y habilidades; estas conjunciones estrechamente asociadas al compromiso y a la motivación pueden lograr resultados inexplicables. El grupo logra su identidad.

Rotular al líder como responsable del éxito del equipo sería distorsionar la representación del grupo de trabajo, se estaría ignorando y menospreciando la importancia de todos los miembros. Asimismo, un equipo sin líder puede perder fácilmente el rumbo y olvidar sus objetivos principales a pesar de haber constituido y consolidado lo manifestado en los párrafos anteriores.

Es el líder el responsable de desarrollar e instaurar una atmósfera de trabajo donde pueda potenciar las habilidades y los conocimientos de los miembros, contribuyendo todos al éxito del equipo, logrando así con responsabilidad los objetivos planteados.

La o el que lidera debe destacar y explicar concisamente el objetivo y el enfoque del equipo de trabajo, reforzar el compromiso y la confianza de los miembros, como así también lograr la combinación y el nivel de aptitudes de los componentes de todo el equipo.

Planificar y conducir son dos términos muy importantes a la hora de la conducción por parte del líder. Una forma de realizarlo son las reuniones, que deben ser realizadas de manera eficaz; para que cumpla este requisito se debe compartir información, anunciar, comunicar, debatir, decidir, y debe tener como finalidad la generación de alternativas o soluciones a algunos problemas o dificultades puntuales. La participación es determinante, por lo cual debe ser incluyente en su mayoría o totalidad (dentro del área en cuestión). Los participantes de estas reuniones también tienen la responsabilidad de la eficacia; es decir, que su contribución debe ser apreciable tratando de dar forma a los resultados y en lo posible a corto plazo.

Gestión de talento

El compromiso con la empresa no solo supone hacer bien el trabajo, sino que es mucho más importante querer hacerlo y de la mejor manera. La eficacia de hacerlo en el tiempo que se requiere, como así también las capacidades que le permiten obtener los objetivos propuestos, tener los conocimientos a menudo de carácter técnico y la habilidad para realizarlo son características selectivas y oportunas del profesional dentro de la empresa.

La gestión de talento en una empresa privada o servicio público consiste en atraer, incorporar, capacitar, desarrollar y retener al personal, visiblemente destacado en su desarrollo laboral. Esto nos permite lograr el *éxito competitivo*, el cual depende, en alto grado, de los mejores profesionales que formen parte del equipo.

Podemos mencionar que el factor humano no es lo más importante dentro de la empresa, el factor humano es la empresa. Tener a los mejores no significa tener el éxito asegurado, existen otros parámetros a tener en cuenta, de carácter organizacional, que podemos observar en el Capítulo 2 del presente libro, así adquirimos un alto porcentaje de posibilidades de lograr nuestros objetivos como empresa.

El tiempo de productividad del personal se logra aproximadamente entre los 6 y 7 meses en relación a la fecha de su ingreso a la empresa. Constituir una persona íntegramente a la cultura de la empresa demanda aproximadamente 18 meses, que esa misma persona interprete la estrategia y la actividad de la compañía puede demandar hasta 24 meses. Estas estadísticas ponen de manifiesto lo importante que es el tiempo que debemos recorrer hasta poder optimizar a nuestro personal, mucho más a aquellos que pueden aportar ventajas significativas con su talento. La gestión del talento como proceso incluye una serie de tareas que en su conjunto aportan ventajas al ponerlas en práctica; entre ellas, podemos destacar cómo elegir a los mejores, mantenerlos, comprender sus necesidades profesionales y personales, evaluar sus esfuerzos y saber premiar los mimos.

Tareas de la gestión

* Gestión de desempeño.
* Liderazgo y desarrollo.
* Planificación de recursos humanos.
* Reclutamiento.

Importancia del talento humano en salud

El talento humano en salud está enfocado a brindar atención integral por parte de los profesionales, lo cual requiere la aplicación de capacidades obtenidas. El acto profesional se caracteriza por la autonomía y la relación entre el profesional y el usuario de los servicios de salud, es el cimiento de los sistemas de salud, cualquiera sea su modelo de organización, financiamiento, funcionamiento o ámbito, dentro de la salud pública o privada. A través de su acción, se materializa el derecho a la salud y se garantiza el acceso y la calidad de los servicios de salud. Como habíamos manifestado anteriormente, el factor humano es la empresa, es el servicio de salud, y es determinante en cualquier ámbito.

Trabajar en salud es un servicio y una responsabilidad social muy importante. Un equilibrio entre los derechos y las responsabilidades sociales de los trabajadores de salud y los de los ciudadanos, que merecen la atención y el derecho a la salud.

Los trabajadores de salud son protagonistas de su desarrollo. El desarrollo de los recursos humanos en salud es un proceso social, además de la adquisición de capacidad técnica, orientada a mejorar la situación de salud de la población y la equidad social, a través de un impulso de trabajo bien distribuida, saludable, capacitada y motivada. Este proceso social tiene como uno de sus protagonistas a los trabajadores de la salud.

La calidad de la atención que se presta en los servicios de salud depende de los funcionarios o políticos que forman parte de tales instituciones. Dadas las situaciones especiales de salud que se abordan, las variadas reacciones humanas que se generan y, teniendo en cuenta las condiciones en las cuales se trabaja, es necesario contar con un grupo humano bien formado y capaz de adaptarse en forma adecuada a las situaciones cambiantes.

Es necesario crear, por lo tanto, un clima organizacional adecuado y establecer mecanismos de motivación que garanticen el sentido de pertenencia del trabajador a la institución.

De forma paralela, se debe fomentar y facilitar el desarrollo profesional que provoque satisfacción en el personal; por otra parte, se deberá tratar de ofrecer incentivos a manera de premios en relación con las preferencias o necesidades, como impartiendo justicia en relación con los logros.

Los indicadores, en la gestión de talento, permitirán obtener, conocer y determinar los resultados obtenidos a través de las acciones realizadas. Desde mi análisis, considero como determinantes dos puntos: el principal, creo, es la medición en relación con la cantidad de personal que rota (permanencia) en la empresa o sector sanitario, sea privado o público; el segundo punto es el tiempo que demanda un rendimiento esperado de una persona específica del personal contra el tiempo que demanda ser capacitado.

En conclusión, como hecho determinante, la aplicación de la gestión de talento demuestra una evidente necesidad de conservar a los mejores del personal. Está estadísticamente demostrado que las obtenciones de los resultados deseados son mayores, en menor tiempo, con menor costo, alta responsabilidad y competencia, además de poder lograr mayor calidad en el servicio o prestación con el tiempo. Mejores acciones y decisiones, en base a experiencias, llevará al éxito seguro.

Los cambios

En estos días, podemos manifestar que los cambios en el entorno son constantes, y los cambios en las empresas o administraciones públicas deben ir asociados para mantener el equilibrio prestacional competitivo. Si una empresa no se actualiza, renueva o reorganiza, no tengamos duda de que con el tiempo logrará su dispersión y desaparición; en el caso de una administración pública, su ineficacia se hará presente al no mostrar alternativas ante diferentes realidades, o bien será involuntariamente indiferente a las necesidades reinantes. Los argumentos de cambio son los que proporcionan esta inercia necesaria, generando una obligatoriedad en la estrategia organizacional, cambios en la composición de los equipos y hasta en nuevos equipamientos. Factores o fuerzas externas al cambio se hacen presentes, como las modificaciones en las leyes u ordenanzas, las modificaciones tecnológicas que implican una renovación obligada y, lo que es más común en muchos países del mundo, los cambios económicos o crisis económicas que determinan modificaciones estratégicas de las empresas, ausencia de recursos públicos, y es ahí donde debemos gestionarlas.

Cuando una empresa plantea un cambio, los recursos humanos no están dispuestos, sus hábitos de trabajo no quieren ser modificados, ya sea por comodidad, miedo, inseguridad, desconocimiento e incertidumbre, y es ahí donde el líder debe incidir para contribuir a lograrlo. La forma correcta de hacerlo está en la capacidad de comunicarlo.

Un punto muy importante es el diagnóstico correcto en el proceso de cambio, ayudará a detectar las características favorables de la empresa, como así también el espíritu de esfuerzo y la flexibilidad.

La etapa de los agentes de cambio supone identificar estilos o técnicas a emplear, donde podemos determinar que la dirección del cambio estratégico deberá concentrarse en lo que respecta a la educación, a la comunicación, a la participación, a la negociación, y hasta la manipulación. Esto debe ser bien diseñado y ejecutado y debe existir principalmente la figura tácita de dirección o liderazgo en el proceso; es allí donde deberán accionar los ejecutores del cambio.

Modelo de los 8 pasos de KOTTER

1. *Crear sentido de urgencia*: El personal debe conocer las ventajas y la urgencia de los cambios necesarios, como se debe señalar que existe un problema que requiere una pronta actuación para reducir los riegos.
2. *Formar una poderosa coalición*: Es muy importante contar con el apoyo incondicional de gran parte del personal afectado al cambio, pues de esta forma todo será más sencillo. Encontrar los líderes necesarios dentro del proceso interno de cambio en la organización, y formar con ellos una coalición.
3. *Construir una visión para el cambio*: El principal antagonista que podemos tener es la resistencia al cambio, por lo que hay que tener una visión clara del futuro, que sea fácil de transmitir y se pueda referir en un período breve del tiempo. La visión es inherente a la estrategia, es la aspiración por conseguir.
4. *Comunicar la visión*: El mensaje debe ser contundente, coherente y preciso.
5. *Eliminar obstáculos*: En el proceso de transformación, habrá personas que interpreten o conceptualicen de manera positiva el cambio, y otras que no podrán hacerlo. En algunos casos, hasta deberemos tomar la decisión de prescindir de esos individuos.
6. *Asegurar triunfos a corto plazo*: Es una forma de motivar, de convencer al personal, para poder tener a los recursos humanos entusiasmados en el proceso de cambio.

7. *Construir sobre el cambio*: Lo fundamental en este punto es que durante todo el proceso se pueden insertar nuevas ideas y así alimentar a toda la transformación.

8. *Anclar el cambio a la cultura de la empresa*: El cambio debe formar parte del lenguaje habitual de la empresa como factor determinante, se debe impregnar la cultura del cambio.

La dirección

Es muy común en un sistema sanitario, o en cualquier empresa, confundir lo que es gestionar con administrar, o bien con lo que es dirigir o involucrarse con el liderazgo en sí, lo cual ya fue abordado para su entendimiento y significancia.

Dirigir básicamente se refiere a tomar decisiones dentro del ámbito de una organización laboral, ensamblada en un plan estratégico que se haya diseñado, con la finalidad de cumplir los objetivos pactados. La dirección debe marcar el rumbo de las personas y debe ir asociado al líder.

Corresponde a la gestión lograr los objetivos planteados y la eficacia económica, a través de métodos operativos y procedimientos específicos, como así también aplicar reglas.

Una función general de la dirección es la de integrar todas las partes de la empresa entre sí, así como también a la empresa con el entorno. El director es la cabeza visible, que ejerce la representación de la alineación frente a otras y también frente a la sociedad; como responsable máximo de la entidad, define las funciones de las personas componentes de la institución y cómo interactuarán internamente y con organizaciones externas, logrando así canales de comunicación.

Desde una visión muy personal, consideró que la dirección debe encargarse o cumplir la función de planificación, la cual sigue una secuencia de etapas DAFO, para poder lograr la fijación de la visión, la misión y los objetivos o metas. La estrategia competitiva se corresponderá con el proceso que determine los grandes objetivos de una organización y las políticas que gobernaran la adquisición, el uso y la disposición de recursos para conseguir el éxito, sea económico, prestacional o bien social.

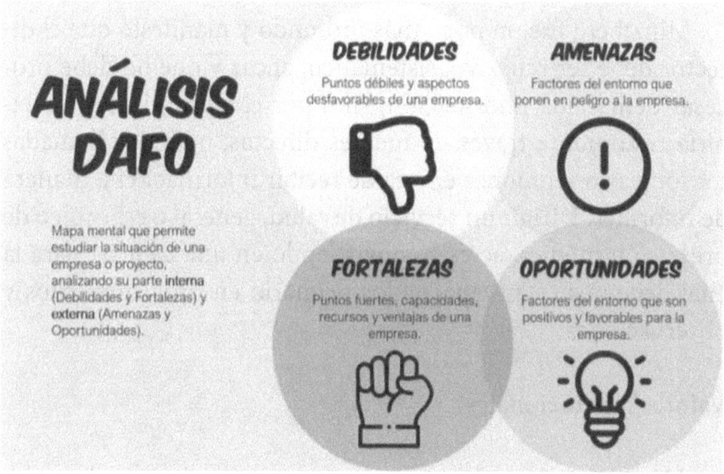

Ilustración: MATRIZ DAFO O FODA

La matriz DAFO es una técnica de consenso o asentimiento, que consiste en congregar un conjunto de profesionales, que llamamos informadores claves, cuya condición indispensable es la de conocer lo más a fondo posible la institución, para poder llegar a una serie de consumaciones sobre la situación de esta desde los ámbitos interno, externo y el entorno influyente; y que los puntos de vista sean positivos o negativos.

Cito a Peter Drucker y Henry Minztberg, en sus publicaciones sobre autoayuda y el éxito empresarial, donde otorgan respuestas de connotación científica y que me parece importante mencionar:

Drucker hace referencia a cinco tareas importantes a desarrollar por el director:

- Debe establecer objetivos.
- Debe organizar.

- Debe motivar y comunicar.
- Mide y analiza.
- Dirige a las personas.

Minztberg fue un poco más profundo y manifestó que el director debe ser reflexivo, sistemático, eficaz y que no debe procesar demasiada información, sino por el contrario debe recibirla resumida a través de fuentes directas, opta por llamadas telefónicas o reuniones en vez de recibir información a manera de informes. Dirigir un servicio de salud, general o especifico de prestación médica, se está convirtiendo en una ciencia, para la cual debemos estar capacitados primario en procedimientos y observaciones.

Valores institucionales

Al hablar de los valores dentro de una organización de salud, podemos manifestar que son los cimientos. Define la capacidad del éxito en relación con la prestación, lo cual tendrá un impacto extremadamente significativo en la sociedad; estos valores representan la base de la evaluación de los miembros dentro de la organización y, a la vez, se emplean para juzgar situaciones, actos, objetos, personas, etc. Refleja las metas reales. También podemos señalar que son un conjunto de mecanismos que van a condicionar el comportamiento de los empleados, mediante juicios informales, a veces implícitos, pero que condicionan las creencias y los esquemas mentales, lo que lleva a un condicionamiento de las actitudes.

Factores que condicionan los valores

- La influencia política en la organización.
- La influencia profesional, los valores profesionales imperantes.

– Los valores territoriales y locales que fijen dentro de una comunidad, dentro de una región, y que van de la mano con la idiosincrasia y los factores culturales.

Como opuesto a lo manifestado, hallamos lo que son los antivalores, que corresponden a todas aquellas actitudes y creencias que producen que la organización laboral no cumpla con su fines y objetivos, que no se optimice el funcionamiento o bien que sea directamente conflictiva. Un ejemplo claro es el egoísmo, la falta de empatía, que tiene una estrecha relación con el punto anterior, en relación con la idiosincrasia y los factores culturales.

La dirección, y para este caso el director, puede considerar dos formas verdaderamente distintas y distantes para el logro de objetivos. Una es la dirección por valores y otra es la dirección por objetivos fijados; esta última es la que va a incidir en volcar a la organización directamente el cumplimiento de los objetivos, es más agresiva, fría y solo le concierne obtener sus metas, sin importar el camino o la vía. Por el contrario, la dirección por valores representa una de las mejores estrategias; se trabaja positivamente el estado emocional de los recursos humanos, sus necesidades y comportamientos, con ansias de lograr el mejor efecto posible. Es muy importante que el personal sepa e incorpore el sentido de lo que hace, que conciba las cosas por el valor que aportan a nuestros pacientes (clientes); es decir, cuando contribuye en el accionar al cumplimiento de la misión. Para poder ejercerla, sin duda debe haber existido una planificación estratégica, donde se hayan definido claramente misión, visión y valores.

La dirección por valores intenta identificar de manera consensuada los valores que han de guiar los desempeños, para que todos los componentes de la empresa o administración pública puedan contribuir al cumplimiento o logro de los objetivos estratégicos de la organización sanitaria.

En conclusión, este tipo de dirección, además de ser la más considerada, incrementa potencialmente la participación de los recursos humanos, promueve la independencia y termina de una forma u otra siempre situando el desarrollo laboral en favor del paciente, que es lo que podemos identificar como lo más significativo. Se fundamenta en la autorresponsabilidad y motivación; para exista esta forma, debe existir un liderazgo facilitador, motivador y participativo.

Además de lo que implica ser director y los compromisos y las responsabilidades que debe afrontar, existen funciones que también se deben cumplir y que no tienen naturaleza gerencial. Podríamos citar en virtud a su carácter de representación de la entidad, la asistencia a actos institucionales, eventos, entrevistas, o su presencia en conferencias, que ponen de manifiesto un mayor protagonismo de esta figura en la organización.

Las empresas, en conjunto con los directores generales que administran servicios de salud, en la actualidad deben enfrentar cambios acelerados de carácter tecnológico, científico, de competitividad, de mayor énfasis administrativo y organizacional; que requieren soluciones o respuestas inmediatas, exigidas por la sociedad, por el paciente, y para lo cual el director como máximo responsable debe proporcionar.

¿Salud Pública o Privada?

Todas las personas tienen el mismo derecho a obtener atención sanitaria de cierto nivel, como obligación del Estado, de garantizar la salud pública a la comunidad en general. Esto se conceptualiza en el derecho a la salud.

La Organización Mundial de la Salud define el derecho a la salud como un estado completo de bienestar físico, mental y social, y no meramente la ausencia de enfermedad o dolencia. Es decir, los Estados deben asegurar estas libertades y derechos. Estas conceptualizaciones incluyen el acceso del ciudadano a instalaciones sanitarias adecuadas, como así también a servicios fundamentales para la buena calidad de vida, tales como la comida, el agua y el saneamiento, las condiciones de trabajo seguras y saludables, la vivienda, entre otras.

El Comité de Derechos Económicos, Sociales y Culturales de la ONU señala que la efectividad del derecho a la salud se puede alcanzar mediante numerosos procedimientos complementarios, como la formulación de políticas en materia de salud, la aplicación de los programas de salud elaborados por la Organización Mundial de la Salud (OMS) o la adopción de instrumentos jurídicos concretos. Además, el derecho a la salud abarca determinados componentes aplicables en virtud de la ley.

Numerosos instrumentos de derecho internacional reconocen el derecho del ser humano a la salud. En el primer párrafo del artículo 25 de la Declaración Universal de Derechos Humanos se afirma que "toda persona tiene derecho a un nivel de vida adecuado que le asegure, así como a su familia, la salud y en especial la alimentación, el vestido, la vivienda, la asistencia médica y los servicios sociales necesarios".

Al elaborar el artículo N.º 12 del Pacto Internacional de Derechos Sociales y Culturales, la Tercera Comisión de la Asamblea General de las Naciones Unidas no adoptó la definición de la salud que figura en el preámbulo de la Constitución de la OMS, que concibe la salud como "un estado de completo bienestar físico, mental y social, y no solamente como ausencia de afecciones o enfermedades". Sin embargo, la referencia expresada en las primeras líneas del Pacto se hace al "más alto nivel posible de salud física y mental", no se limita al derecho a la atención de la salud. Por el contrario, el historial de la elaboración y la redacción del artículo N.º 12 reconoce que el derecho a la salud abarca una amplia gama de factores socioeconómicos que promueven las condiciones, merced a las cuales las personas pueden llevar una vida sana, y hace ese derecho extensivo a los factores determinantes básicos de la salud, como la alimentación y la nutrición, la vivienda, el acceso a agua limpia potable y a condiciones sanitarias adecuadas, condiciones de trabajo seguras y sanas y un medio ambiente sano. El Comité es consciente de que, para millones de personas en todo el mundo, el pleno disfrute del derecho a la salud continúa siendo un objetivo remoto. Es más, en muchos casos, sobre todo en lo que respecta a las personas que viven en la pobreza, ese objetivo es cada vez más remoto. Además, es consciente de los formidables obstáculos estructurales y de otra índole resultantes de factores internacionales y otros fuera del control de los Estados, que impiden la plena realización del artículo 12 en muchos Estados parte.

El derecho a la salud en todas sus formas y a todos los niveles abarca los siguientes elementos esenciales e interrelacionados, cuya aplicación dependerá de las condiciones prevalecientes en un determinado Estado parte:

Disponibilidad: Cada Estado parte deberá contar con un número suficiente de establecimientos, bienes y servicios públicos de salud y centros de atención de la salud, así como de programas. La naturaleza precisa de los establecimientos, bienes y servicios dependerá de diversos factores, en particular el nivel de desarrollo del Estado parte. Con todo, esos servicios incluirán los factores determinantes básicos de la salud, como agua limpia potable y condiciones sanitarias adecuadas, hospitales, clínicas y demás establecimientos relacionados con la salud, personal médico y profesional capacitado y bien remunerado, habida cuenta de las condiciones que existen en el país, así como los medicamentos esenciales definidos en el Programa de Acción sobre medicamentos esenciales de la OMS.

Accesibilidad: Los establecimientos, bienes y servicios de salud deben ser accesibles a todos, sin discriminación alguna, dentro de la jurisdicción del Estado parte. La accesibilidad presenta cuatro dimensiones superpuestas:

No discriminación: Los establecimientos, bienes y servicios de salud deben ser accesibles, de hecho y de derecho, a los sectores más vulnerables y marginados de la población, sin discriminación alguna.

Accesibilidad física: Los establecimientos, bienes y servicios de salud deberán estar al alcance geográfico de todos los sectores de la población, en especial de los grupos vulnerables o marginados, como las minorías étnicas y poblaciones indígenas, las mujeres, los niños, los adolescentes, las personas mayores, las personas con discapacidades y las personas con VIH/SIDA. La accesibilidad también implica que los servicios médicos y los factores determinantes básicos de la salud, como el agua limpia potable y los servicios sanitarios adecuados se encuentren a una distancia geográfica razonable, incluso en lo que se refiere a las zonas rurales. Además, la accesibilidad comprende el acceso adecuado a los edificios para las personas con discapacidades.

Accesibilidad económica (asequibilidad): Los establecimientos, bienes y servicios de salud deberán estar al alcance de todos. Los pagos por servicios de atención de la salud y servicios relacionados con los factores determinantes básicos de la salud deberán basarse en el principio de la igualdad, a fin de asegurar que esos servicios, sean públicos o privados, estén al alcance de todos, incluidos los grupos socialmente desfavorecidos. La equidad exige que sobre los hogares más pobres no recaiga una carga desproporcionada, en lo que se refiere a los gastos de salud, en comparación con los hogares más ricos.

Acceso a la información: Ese acceso comprende el derecho de solicitar, recibir y difundir información e ideas acerca de las cuestiones relacionadas con la salud. Con todo, el acceso a la información no debe menoscabar el derecho de que los datos personales relativos a la salud sean tratados con confidencialidad.

Aceptabilidad: Todos los establecimientos, bienes y servicios de salud deberán ser respetuosos de la ética médica y culturalmente apropiados; es decir, respetuosos de la cultura de las personas, de las minorías, de los pueblos y las comunidades, a la par que sensibles a los requisitos del género y del ciclo de vida, y deberán estar concebidos para respetar la confidencialidad y mejorar el estado de salud de las personas de que se trate.

Calidad: Además de aceptables desde el punto de vista cultural, los establecimientos, bienes y servicios de salud deberán ser también apropiados desde el punto de vista científico y médico y ser de buena calidad. Ello requiere, entre otras cosas, personal médico capacitado, medicamentos y equipo hospitalario científicamente aprobados y en buen estado, agua limpia potable y condiciones sanitarias adecuadas.

Obligaciones legales

En particular, los Estados tienen la obligación de *respetar* el derecho a la salud, absteniéndose de denegar o limitar el acceso igualitario a todas las personas, incluidos los presos o detenidos, los representantes de las minorías, los solicitantes de asilo o los inmigrantes ilegales, a los servicios de salud preventivos, curativos y paliativos; de abstenerse de imponer prácticas discriminatorias como política de Estado y en relación con el estado de salud y las necesidades de la mujer. Además, las obligaciones de respetar incluyen la del Estado de abstenerse de prohibir o impedir los cuidados preventivos, las prácticas curativas y las medicinas tradicionales, comercializar medicamentos peligrosos y aplicar tratamientos médicos coercitivos, salvo en casos excepcionales para el tratamiento de enfermedades mentales o la prevención de enfermedades transmisibles y la lucha contra ellas.

Fundamentándonos en la historia y la filosofía

Sofocracia, o gobierno de los sabios, es el sistema político defendido por Platón.

En este sistema, gobernarían los pertenecientes a una "clase de oro", formada por filósofos (en griego: "amantes de la sabiduría"), quienes tuviesen el saber necesario para decidir sobre el resto del pueblo, guiándolos, pues los sabios conocerían la realidad, a diferencia de los poderosos en otros sistemas conocidos, basados en argumentos erróneos, según Platón:

"En un barco no debería decidir el más fuerte, pues no por tal condición conocerá mejor el camino". Este es el caso de la Tiranía, una dictadura o "Ley del más fuerte".

"En un barco no debería decidir el más rico, pues no por tal condición conocerá mejor el camino". Este es el caso de la Plutocracia.

"En un barco no debería decidir el más popular, ni las creencias populares, pues no por ser mayoría conocerán el camino". Este es el caso de la Democracia, sistema actual a nivel mundial. Las masas, por ignorantes y poco inteligentes, suelen ser incapaces de autogobernarse o de elegir supuestos "representantes".

Platón sostiene que los tres sistemas anteriores son inútiles, porque sus bases son ilógicas y no dan resultados empíricos.

"En un barco debería decidir el o los que conocieran el camino, junto con los que conozcan métodos de navegación, por eso el conductor en un barco es el más sabio sobre el tema, el capitán".

Me parece que Platón, en su manifestación y análisis, demuestra la claridad y la contundencia trasladada a nuestra época: que no habrá mejora de la administración pública si las propuestas de reforma y exigencias de capacitación afectan únicamente a los funcionarios y demás empleados públicos y no a sus máximos dirigentes políticos, que son los que toman las decisiones finales. Por lo tanto, la política es capaz de atraer a los mejores o se dota de los medios necesarios para que sus dirigentes puedan aspirar a los mayores niveles de excelencia.

En los primeros tiempos de nuestra evolución, era habitual entre los filósofos tratar los rasgos y condiciones que debían aglutinar los gobernantes. Basta recordar a Platón, cuando razonaba la preparación y deberes de los dirigentes de la República, o a Aristóteles cuando decía que "los que aspiran a saber de política necesitan también experiencia". En muchos países del mundo, como el nuestro, existen infinidad de políticos que toman decisiones sin experiencia alguna, mientras los hombres de experiencia juzgan rectamente las obras de su campo y entienden por qué medios y de qué manera se llevan a cabo. Posteriormente, Maquiavelo en su célebre *El Príncipe* describió al gobernante de un Estado moderno, donde la ética se ponía al servicio del interés de la supervivencia del propio Estado, que en ocasiones se confundía con la del gobernante de turno, que subsiste con fuerza en nuestros días.

Ahora bien, la llegada de la democracia y su principio igualitario, surgido principalmente de la Revolución Francesa, probablemente en la tendencia a una igualdad, un principio de auténtica democracia, debería servir también para seleccionar a los mejores, a los más virtuosos y sabios para velar por los intereses colectivos (Aristóteles y Montesquieu). Es decir, que los partidos políticos deberían tener entre sus funciones elegir a "los más aptos" para presentarlos como candidatos a unas elecciones, y, en segundo lugar, llegado el caso, para dirigir las aspiraciones del gobierno y sus ministerios.

El reconocido e histórico abogado, ex ministro de Salud y Bienestar Social de Canadá, Marc Lalonde, publicó en 1972 una gran reforma para el sistema de seguridad social y en 1974 se publicó el informe Lalonde, donde se expuso, luego de un estudio epidemiológico de las causas de muerte y enfermedad de los canadienses, que se habían determinado cuatro grandes determinantes de la salud, que marcaron un hito importante para la atención de la salud tanto individual como colectiva.

En Canadá, la atención de salud se proporciona por un sistema nacional simbiótico, cuyo financiamiento es compartido por los seguros de salud públicos y privados, los usuarios y el gobierno. La Constitución canadiense delega la responsabilidad de la atención de salud a los gobiernos provinciales y territoriales. Podemos decir que es un sistema de salud mixto, en relación a coberturas o planes de coberturas y prácticas médicas.

El plan cubre gran parte de los gastos de salud, como médicos, exámenes y tratamientos de importancia y necesidad inmediata, llamemos emergencias o urgencias médicas. El plan del gobierno no cubre cirugía plástica con finalidades estéticas, dentistas, oftalmólogos, aparatos auditivos, medicamentos, psicólogos, fisioterapia, quiropraxia, masajes terapéuticos, acupuntura, exámenes preventivos sin evidencia clínica y ambulancias. No obstante, se logra un buen equilibrio.

A pesar de ser público, el MSP (Medical Servicies Plan) no es gratuito, los costos varían según el número de personas en la familia, si bien tienen derecho a la cobertura todos los ciudadanos canadienses, migrantes, refugiados asistidos por el gobierno; estudiantes internacionales con permiso de estudios válidos por seis meses o más, así como trabajadores temporales con permiso de trabajo, también válido por seis meses o más (para más detalles sobre elegibilidad).

Este tipo de sistema de atención médica nacional es digno de ser tomado como ejemplo para replicarlo, considerando su importancia en funcionamiento y resultados.

Determinantes en sistemas de salud

Podemos manifestar que los factores y mecanismos que influyen en alto grado, tanto en la enfermedad como en una buena salud son:

Estilo de vida: Es determinante, es uno de los factores que más influye en la salud y el más modificable mediante dinamismos de promoción de la salud o prevención primaria.

Medio ambiente: Contaminación del aire, del agua, del suelo y del medio ambiente psicosocial y sociocultural, por factores de naturaleza:

- Biológica (virus, hongos, etc.).
- Física (radiaciones, desechos, etc.).
- Química (hidrocarburos, plaguicidas, etc.).
- Psicosocial y sociocultural (violencias, estrés, etc.).

Sistema Sanitario: Aunque sea un poco contradictorio para el entendimiento y la interpretación, es uno de los que menos influye en la salud y, sin embargo, es el determinante que más recursos económicos recoge para asistir la salud de la población. Al menos en los países desarrollados y subdesarrollados, ocurre actualmente esto.

¿Salud pública o privada?

Cuando hablamos de ***salud pública***, manifestamos que es aquella que se financia a través de los impuestos públicos, recaudaciones estatales y demás fondos públicos que se administren. En fin, su financiamiento estará proporcionado por el porcentaje (%) del PBI que se destine al año. Aquí no solo son importantes los fondos, sino quién y cómo sean conducidos. El gobierno de turno es que determina su administración general.

Entendemos que la salud pública incluye diversos dinamismos enfocados a afrontar las necesidades y los problemas en la esfera de la salud. Esta no solo desea garantizar y responder ante la oferta de servicios y bienes públicos esenciales para proteger la salud de la comunidad y de las personas, sino que engloba trabajar sobre los determinantes sociales de la salud e instituir parámetros que alinean el fortalecimiento y la transformación de los sistemas de salud. Sin embargo, no es una tarea fácil. Mejorar la salud de la población, reflexionar acerca de las necesidades específicas y diferenciadas de los distintos grupos, solo puede lograrse a través de la interrelación entre el sector de la salud y otros sectores de desarrollo, como el social. Asimismo, existe la necesidad de una visión más tecnológica e integral para la salud pública.

Al referirnos a ***salud privada***, funciona a partir de convenir o acordar financiamiento con una empresa administradora y prestadora de servicios de salud. Se pacta un monto mensual a pagar en función de la cobertura médica propuesta, como así también de las edades y de la cantidad de personas que compongan el grupo familiar o seguros de salud colectivos. En los últimos años, en Argentina, pudimos observar una fuerte caída en las contrataciones de obras sociales y prepagas; asimismo, dentro del rango de personas que aún cuentan con obras sociales/prepagas, percibimos un descenso en las categorías de planes contratados, como así también un desplazamiento de empresas más caras a más económicas. Sin duda, todos estos cambios son producto de un fuerte impacto económico en caída, bajas significativas en el trabajo estable e incertidumbre social, creada o iniciada, entre otras cosas, a partir de una fuerte presión fiscal, aportes y pagos a sindicatos, donde aproximadamente en nuestro país, en el 2021, los pagos totales por cada trabajador comprenden desde un 25 % al 35 % del salario que recibe el personal. Increíble.

Diferencias

La primera y gran ventaja es la gratuidad del público frente al privado, que responde a un pago adelantado o en cuotas. Creo que esta primera diferencia es la determinante en cualquier país del mundo, donde una familia debe administrar sus ingresos y, en virtud de estos, observar si puede o no adquirir este servicio. En nuestro país, como efecto primario de malas administraciones sucesivas de gobiernos y la posterior pandemia, hubo un desplazamiento de planes superiores a menos costosos, cambios de prepagas u obras sociales más caras a más económicas y de menor prestación, otro grupo grande personas prescindieron de tenerlas, como mencionamos anteriormente.

La teoría pone de manifiesto que una ventaja significativa se correspondería a la posibilidad de elección y de opciones de atención, como los menores tiempos de espera, la agilidad y la calidad en la recepción.

En casos de internación, tener acceso a camas en habitaciones compartidas de a dos, privadas, vip, etc., genera otra sensación y estado en el paciente, que sin duda repercute en su recuperación frente a estar internado en un salón con varias camas, como en muchos hospitales públicos.

Sector público

Debe apuntar al mejoramiento de la salud de toda la población, como así también que todas las personas puedan acceder a servicios destinados a la prevención, tratamientos a largo plazo (crónicos); este sistema tiende normalmente a ser ecuánime en términos médicos-sociales.

Pueden acceder a tratamientos desde el principio hasta el final, como por ejemplo oncológicos, sin llevar a la familia a endeudarse.

Debido a su tamaño, suelen tener muchas más camas que los hospitales privados.

A pesar de que tienen muchos más empleados que los hospitales privados, la proporción de pacientes por médico es mucho mayor, con lo que la atención al enfermo se ve reducida principalmente por el tiempo que se le dedica a este.

Las guardias hospitalarias son 24 horas de manera significativa, es decir, se tratan las urgencias de manera veloz.

Saturación constante de los servicios. No pueden rechazar a nadie.

Sector privado

Las respuestas a los turnos o cita médica son más rápidos. Se habla de una relación de 30 contra 5 días.

La atención es más personalizada.

Permite obtener atención directa con el especialista.

Los periodos de carencia resultan incomodos y genera disconformidad inicial.

Los copagos y autorizaciones resultan más costosas de la realidad ofrecida al contratarlas.

Tienden, generalmente, a mantenerse a la vanguardia de la tecnología más cómodamente que los hospitales públicos, y regularmente el espacio físico es de mejor calidad, son superiores.

Sistema de salud argentino

Componentes del sistema de salud

Un sistema de salud es un modelo de organización social para dar respuesta a los problemas de salud de la población. El sistema de salud es el resultado de la articulación de tres componentes:

El político, el económico y el técnico. La articulación de estos tres componentes da lugar a tres modelos:

1. Modelo de gestión (político).
2. Modelo de financiación (económico).
3. Modelo de atención (técnico).

El **modelo de gestión** define las preferencias del sistema en oficio de los valores que lo guían y establece las actividades que le corresponden al Estado. En cuanto a los valores: cada procedimiento de salud sanitario prioriza algunos aspectos por sobre otros; por ejemplo, unos se preocupan más por la equidad y universalidad de la cobertura, mientras otros lo hacen por la efectividad de las acciones y su impacto sobre la calidad de vida de los ciudadanos.

Las actividades del Estado pueden incluir: comunicar a la población, abastecerles directamente servicios, adquirir servicios al sector privado, financiar servicios de salud, regular la salud (ejercicio de las profesiones, exigencias de los establecimientos, aprobación de medicamentos), entre otros.

El **modelo de financiación** define cuánto se debe gastar en salud, el origen de los recursos económicos y cómo se asignan los recursos.

Los cambios en la economía (en especial en las bases tributarias de los países) llevan a la redefinición permanente de las fuentes de recursos para financiar las acciones de salud. Existen diferentes aristas que deben ser consideradas para dar respuestas a estos interrogantes: los niveles de salud de la población, los modelos de sistemas de salud y el tamaño de la economía. La mayoría de los países expandió y consolidó sus sistemas de salud sobre la base de un impuesto al trabajo (obras sociales).

El **modelo de atención** define qué tipo de acciones y servicios se debe prestar a la población: ¿A quién cubrir? (elegibilidad o inclusión), ¿cómo prestar el servicio?, ¿dónde prestarlo? (cómo distribuir la oferta).

La Constitución Argentina en su artículo 13 establece la salud como derecho del pueblo y deber del Estado.

La República Argentina es un Estado Federal, integrada por 23 provincias y la Ciudad Autónoma de Buenos Aires (Capital Federal). Estas 24 unidades político-administrativas son las que tienen, por mandato constitucional, la responsabilidad del cuidado y la protección de la salud de la población. Como la salud es un derecho constitucional, se puede alegar que no existen barreras legales que impidan el acceso de los argentinos a los servicios públicos de salud. Por eso es que se considera que estos brindan una "cobertura universal".

La cantidad de personas que es atendida por el sistema de salud se identifica como "cobertura".

Según los datos del Censo de 2010 (último censo que tuvimos, debido a la pandemia), aproximadamente un 48 % de la población total de Argentina estaba atendida (cubierta) por el sector público y otro 52 % era beneficiario de alguna obra social o de un seguro de salud voluntario (prepago). Creo que el porcentaje del sector público hoy asciende al 62 %, aproximadamente.

Desafíos

La equidad en salud, para disminuir la brecha existente entre los sectores más ricos y los más pobres.

Garantizar el acceso de toda la población a servicios y medicamentos esenciales.

Conquistar los servicios de salud, y que asuman la promoción de la salud y la prevención de las enfermedades como instrumentos para evolucionar la salud de la población.

El Ministerio de Salud y Ambiente de la Nación es la máxima autoridad en materia de salud; a nivel provincial y municipal existen los respectivos Ministerios y Secretarías de Salud.

El Estado actúa a través de sus tres niveles: nación, provincias y municipios. La financiación de estos servicios se realiza a través de los impuestos que se recaudan.

La Nación ejerce funciones de coordinación, regulación y asistencia técnica y financiera. Las provincias y municipios brindan servicios directos de asistencia a la población.

El Ministerio de Salud y Ambiente de la Nación tiene a su cargo la conducción del sector en su conjunto a través del diseño de políticas, el dictado de normas y la ejecución de acciones que permiten la coordinación entre los distintos subsectores. Todas estas decisiones son compartidas en el marco del Consejo Federal de Salud (COFESA), y luego son llevadas adelante por las provincias y los municipios.

Un organismo de alta importancia dentro del sistema es la Superintendencia de Servicios de Salud, cuya función central es regular y ejercer el control sobre las Obras Sociales Nacionales y administrar un fondo de redistribución que compensa a las Obras Sociales más desfavorecidas.

El sistema de salud en la Argentina incluye tres subsectores, cuya regulación es responsabilidad del Estado nacional.

Público.

Seguridad social.

Privado.

Sistema de salud fragmentado

El sector público presta servicios a la población a través de hospitales y de los centros de salud, los gobiernos provinciales y municipales tienen los establecimientos de atención bajo su jurisdicción y son los responsables directos. Atiende a las familias de menores ingresos, a las personas que no tienen cobertura de la seguridad social, porque no son trabajadores en relación de dependencia o porque no tienen capacidad de pago. También atiende urgencias, con o sin obra social o prepaga.

El sector de la seguridad social presta servicios a los trabajadores en relación de dependencia y sus familiares directos. Obras sociales.

El sector privado presta servicios a personas y familias que pagan por acto médico o que pagan las cuotas de un plan de salud (prepago).

Actualmente, la totalidad de establecimientos asistenciales en el país es de 17.485 (incluyendo a los de gestión pública, de la seguridad social, y del sector privado). La totalidad de los establecimientos con internación es de 3311, 1271 de ellos del sector público. La totalidad de establecimientos sin internación es de 14.534, de los cuales más del 40 % (6456) son del sector público.

Como podemos observar, el sistema de salud argentino se caracteriza por una excesiva fragmentación, generando un robusto quebrantamiento. Esta se expresa en distintas fuentes y volúmenes de financiamiento.

Diferentes coberturas, coseguros y copagos aplicados. Regímenes y órganos de control y fiscalización. Además, la fragmentación también se observa al interior de cada uno de los sectores. El público, fragmentado en niveles: nacional, provincial y municipal, queda sometido a normativas emanadas de las distintas jurisdicciones. El sector de la seguridad social resulta el ejemplo más claro de esta situación de fragmentación.

(CITO DATOS EXPRESADOS EN ORGANIZACIÓN Y FINANCIAMIENTO DEL SISTEMA DE SALUD EN LA ARGENTINA- HUGO E. ARCE -Departamento de Salud Pública, Instituto Universitario de Ciencias de la Salud, Fundación Barceló, Buenos Aires, MEDICINA 2012; 72: 414-418)

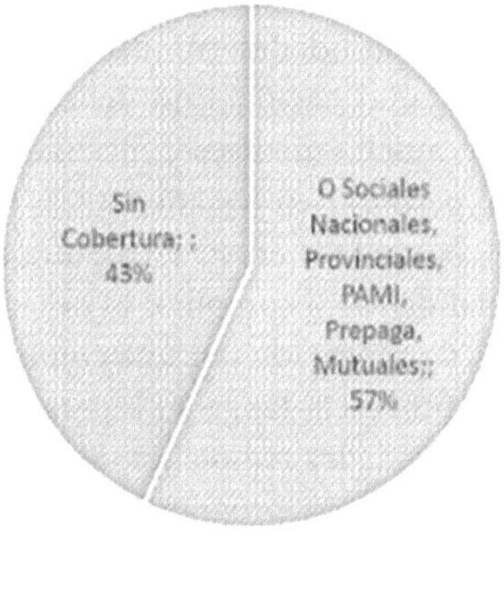

Propuestas personales

La estampa de entidades privadas en la provisión de servicios sanitarios financiados públicamente se ha reconocido por sus efectos teóricos en la mejora de la eficiencia en los servicios de salud, al facilitar la competencia y favorecer la innovación y la flexibilidad organizativa. Haciendo un análisis minucioso en base a lecturas realizadas de las nuevas implementaciones en el sistema de salud europeo y las múltiples variantes, dificultades, escala de deseabilidad, fortalezas y riesgos de la colaboración público-privada en la gestión de los servicios sanitarios, podemos observar mejores resultados en los últimos años. Igualmente, no es viable plasmar una conclusión segura acerca de la superioridad de un modelo de gestión u otro.

Aparte de esta función abastecimiento, que podríamos expresar como complementaria, la existencia de un sector privado de la sanidad cumple la importante función de contribuir a la pluralidad de la oferta, dotando así a los consumidores de mayores grados de elección. El alcance de ambas funciones es claramente un asunto político que se decide en las votaciones.

Durante el desarrollo de este libro, me escucharán mencionar, en reiteradas oportunidades, mi idea de un plan de salud único - modelo de salud nacional no debe depender del gobierno de turno, ni mucho menos ser modificado y usado políticamente. Debe perdurar en los años y trascender los cambios de gobierno, basándose en su estructura independiente, donde la única finalidad será cumplir con necesidades del plan sanitario nacional. Conformado por una comisión nacional de salud, donde cada provincia tenga su representante y se obre en virtud de las necesidades regionales. Será esta comisión la encargada de llevar adelante programas, planes, capacitación profesional, control de funciones, investigación y desarrollo científico; como así también asignar un presupuesto anual, realizando una proyección anualizada de objetivos a cumplir fundamentado en estudios retrospectivos de procedimientos y resultados obtenidos, que será trasmitido al gobierno a fin de ejecutar destino correspondiente.

Los cargos serán por concursos, los exámenes serán acordes a los avances científico-médicos, la comisión nacional deberá encargarse de su regulación y control, apuntando siempre a que los profesionales a cargo de este sistema permanezcan en el tiempo, adquirieran experiencia y la plasmen en el sistema de salud.

Dentro de cada provincia se deberá crear un área para cada rama de la salud, que trabajará dentro de su ámbito de incumbencia, bregando por el desarrollo discontinuado de la salud.

Los profesionales deberán tener honorarios acordes al escenario, y es ahí donde deseo manifestar una realidad que vivimos en nuestros días. Si hacemos un análisis general, y tomamos como ejemplo los médicos en todo nuestro territorio nacional y en cada provincia, ocurre que son los profesionales los que brindan sus servicios en la parte privada y pública; quiere decir que una persona que tiene una prepaga de un costo elevado puede llegar a ser atendido (en el interior, siempre) por un médico que de igual manera atenderá a una persona sin obra social, en un hospital público. Este hecho tiene una alta incidencia en obras sociales provinciales, al ser provinciales los recursos económicos. Es decir, se pagan mal, dos veces. Entonces, es allí donde, desde mi planteo de un sistema de salud independiente de conjeturas políticas, desarrollaría un plan de atención única y general para los ciudadanos, extendido en toda la geografía y dando acceso a la salud y a la buena calidad de vida, usando como puntos de atención todos los hospitales y centros de atención periféricas o barriales. Aseguro que, en relación con los recursos económicos destinados a honorarios para los profesionales de la salud y administración general de los servicios, serían iguales o menores a los que se destinan actualmente, bien distribuidos, con la diferencia que, en el caso de los médicos, cobrarían honorarios importantes y acordes a su profesión. De igual manera para todos los profesionales de la salud: odontólogos, psicólogos, enfermeros, farmacéuticos, fonoaudiólogos, kinesiólogos, nutricionistas, auxiliares y técnicos, entre otros.

En considerables oportunidades, ciudadanos que poseen una obra social o prepaga reciben atención médica de urgencia, son vacunados o bien hospitalizados en centros de salud pública, y son innumerables las situaciones donde estos hospitales no realizan los trámites administrativos para los fondos de recuperación.

Creo que vivimos en una desorganización estructural importante, que desfinancia el sistema de salud, lo aplaca y comprime; como así también una política de turno que tiende a un socialismo desmedido. Expreso desmedido porque no se toma conciencia de que dar tanto genera involución social. Procede y lleva a la falta de interpretación personal de adquirir por sus propios medios los recursos necesarios para la vida, persiguiendo una dependencia absoluta de las personas para con el Estado. Sugiero un equilibrio trascendental. Estas manifestaciones sustentan mi opinión sobre la creación de un modelo de salud nacional, libre del sistema "eleccionario".

En cuanto al sistema de salud privado, creo que las personas tienen el derecho a pagar para tener su cobertura médica, despejarse de incertidumbre, miedo y cualquier factor negativo que les proporcione no tenerlo. También es un derecho poder elegir. Si no estaríamos hablando de que los que menos tienen son los únicos con derechos; también sería, en ese caso, un sistema de salud inequitativo.

Resulta imposible pensar en la existencia única de lo público en relación al acceso a la salud, como sistema de salud nacional. Seguramente se saturaría muy fácilmente, convirtiéndose en frágil y precario. Creo que deben coexistir en funcionamiento y prestación, además pienso como fundamental y necesario que sea la gente la que elija de qué prestación "depender". No obstante, debe analizarse en estos tiempos la posibilidad de desarrollo de contratos públicos-privados; es decir, que el sector privado pueda brindar servicios necesarios y fundamentales al área pública, al carecer de desarrollo sustentable en algunos sectores. De hecho, al existir ambos, permitirá determinar cuándo es necesario utilizar uno y cuándo el otro.

Recursos y políticas de Salud

En los últimos años hemos podido observar, en el sector sanitario, un creciente interés por la economía de la salud. Su significancia e interés prueba la importancia de los conceptos de salud y economía, no es posible predecir, suponer o desear ninguna estabilidad política o crecimiento económico de un país o continente sin tener instalado un bienestar que se extienda a la sociedad en su conjunto; es decir, sin que las coberturas o servicios de salud, como así también las oportunidades sociales, se desplieguen lo más equitativamente posible.

Cuando hacemos un análisis económico en el sector de la salud, se incorporan conceptos como eficiencia y eficacia, gestión integral de los recursos, análisis de procesos, evaluación de obtención de modo efectivo de resultados según el costo o según su impacto: por ejemplo, sobre la morbilidad, la mortalidad y también sobre la calidad de vida. Sabemos que la salud no puede ser analizada de forma independiente, está estrechamente ligada a factores sociales como la pobreza: es más que evidente que la gente pobre tiene más problemas de salud, estadísticamente hablando.

Muchas veces nos planteamos interrogantes como por ejemplo cuánto gasta el país en servicios de salud, si es mucho o es poco, qué fracción del gasto nacional proviene del Gobierno y qué fracción aportan las personas, se tornan importantes las políticas de salud a fin de lograr eficiencia y evolución del sistema sanitario. En el ámbito internacional, la forma más frecuente de comparar los fondos destinados a salud pública se corresponde con el Producto Bruto Interno (PBI). En el año 2014 los países de América asumieron un compromiso en relación con la estrategia para el *acceso universal a la salud y cobertura universal de la salud*, que promueve la cobertura y el acceso para todos los servicios de salud integrales y de calidad, a tratar de destinar un 6 % del PBI al sector de salud, lo cual no solo nunca sucedió, sino muy por el contrario se encuentra muy alejado de las metas planteadas. Además de las vulnerabilidades de la población, las inequidades en la distribución de los servicios de salud, hablamos de un sistema de salud subfinanciado, segmentado y fragmentado, en la mayoría de los países de América.

La recaudación de los fondos públicos es fundamental para la cobertura sanitaria universal, me animo a manifestar que ningún país del mundo, en los últimos años, ha logrado un progreso de significancia, sin poder desprenderse de los ingresos públicos. Los sistemas tributarios nacionales son determinantes para respaldar la expansión del espacio fiscal, para tener acceso en su agenda a la cobertura universal de la salud. El nivel de ingreso y su asignación son dos elementos cruciales en el progreso efectivo de las coberturas.

Ningún sistema de salud del mundo en su totalidad es público o privado, ni en su financiamiento ni en su prestación.

El dinero invertido según la categoría de origen se interpreta de la siguiente manera: en el sector público, el dinero no solamente es un costo, un gasto, sino también una inversión, donde los resultados obtenidos transitan en la sociedad. En la parte privada, los costos y gastos son analizados en conjunto con la rentabilidad. Es ahí donde podemos inferir que los costos en el campo de la salud observan, miden e interpretan los beneficios, el bienestar y la calidad de vida. Destacamos que el economista concibe el costo en términos de oportunidad; es decir, lo que implica renunciar a la mejor de las opciones cuando se elige una en particular. Un contador, en cambio, concibe el costo en términos del valor monetario total de los recursos consumidos para alcanzar un objetivo.

Lo manifestado es con la finalidad de plasmar que la información contable de los servicios de salud es una herramienta determinante para gestionar los recursos con los que se cuenta de la mejor manera, dado que será determinante el uso por ser limitados, y deben ser aplicados para poder lograr los objetivos y necesidades planteadas de la manera más correcta. Es importante aclarar que un elevado presupuesto destinado al servicio de salud no garantiza una buena aplicación, este debe ir ligado indefectiblemente a la gestión de los recursos humanos presentes, a la capacidad de las personas que se encuentran funcionando técnica y administrativamente en el sector; sin embargo, un problema central de las organizaciones de servicios y sistemas de atención sanitaria es cómo satisfacer crecientes necesidades y demandas con tan escasos recursos disponibles, sean en términos absolutos o relativos.

Cuando hablamos de economía clásica o lo que esta propone, hablamos de intercambios entre compradores y vendedores de bienes o servicios, este mercado supone un gran número de participantes, donde prima la oferta y la demanda, los precios. Dentro de lo que es el mercado de bienes y servicios y haciendo referencia a la relación directa entre salud y enfermedad, económicamente hablamos de un "mercado imperfecto", el que ofrece conoce más que el que demanda; por lo general, en el escenario son pocos los oferentes, predominan posiciones dominantes. Esta predominancia da lugar o proporciona un impulso a la salud pública, tratando de hacer respetar los derechos de la población de tener acceso al sistema de salud y a la atención gratuita, lo que no es más que la intervención del Estado con el objeto de asegurar las condiciones mencionadas. Cito de manera insistente que, en el mundo, no existen sistemas de salud totalmente estables ni totalmente ajenos a las intervenciones del Estado, a partir de lo cual entra en discusiones y planteamientos sobre los derechos, las obligaciones y las libertades individuales y colectivas de los que se adhieren a una sociedad.

"Relación de agencia" es una terminología aplicada económicamente que debemos mencionar, donde existe una relación entre el que aporta su dinero y quien lo administra en su nombre, como, por ejemplo, empresas de seguros, obras sociales, prepagas, entre otras; el problema central y moral de este vínculo surge del hecho de que el administrador no asume los costos de su decisión sobre el dinero ajeno. Es decir que, el ciudadano que paga mensualmente una obra social, en ciertos momentos recibe un rechazo del administrador ante la necesidad de prestaciones de salud y, en muchas ocasiones, es el Estado el que sale a cubrir esa prestación, esa necesidad imperante del momento, donde ingresa otra variable que va de la mano: el tiempo.

Creo que está demasiado claro que, en la mayoría de los países del mundo, la salud pública depende directamente de las decisiones políticas, de sus presupuestos y de la política aplicada para llevarla adelante.

En los últimos 16 meses de pandemia por COVID-19, hemos podido observar la ineficiencia de los sistemas de salud a nivel mundial y las organizaciones acerca de cómo se llevan adelante las diversas gestiones. Si bien la pandemia es algo que nadie tenía previsto, los sistemas de salud han demostrado que no están preparados para casos extremos en lo que respecta a la toma de decisiones basadas en la coherencia-experiencia, en capacidades técnicas o profesionales, en las necesidades y las posibilidades.

Los presupuestos destinados a salud pública a nivel mundial dependen del porcentaje destinado oportunamente del Producto Bruto Interno (PBI). Existe una diferencia muy marcada entre países desarrollados, subdesarrollados y carentes de recursos. Hoy tenemos países que destinan USD 41 *per cápita* anual y otros desarrollados que destinan USD 2400 en la misma modalidad, por lo cual podemos observar una disyunción, un distanciamiento muy importante en los fondos económicos destinados a la población y a cubrir las necesidades para sentirse protegidos a nivel de salud, no solo en lo económico, sino por las estrategias y disposiciones de modelos. Por lo tanto, podemos manifestar que la recaudación (y todo lo que implica económicamente) de los países es fundamental para el destino de la cobertura universal en la salud.

Si bien los recursos económicos son importantes y determinantes a la hora de hacer salud pública, también debemos hablar de una planificación estructurada, estratégica, para llevarla adelante. Quiero decir con esto que los recursos económicos no son determinantes a la hora de su aplicación o utilización para ser implementados en una estrategia acondicionada a las necesidades. Se debe planificar.

Gasto Público Salud - % PBI 2020
Comparativa: Gasto Público Salud

Países	**Fecha**	**G. Público Salud % G. Salud Total**	**G. Salud % PIB**	**Var.**
España [+]	2019	70,62 %	6,45 %	-0,70 %
Alemania [+]	2020	85,11 %	10,67 %	6,14 %
Reino Unido [+]	2020	81,74%	10,43 %	-3,02 %
Francia [+]	2019	83,71 %	9,30 %	-3,34 %
Italia [+]	2020	76,29 %	7,41 %	8,99 %
Portugal [+]	2020	65,11 %	6,59 %	9,32 %
Estados Unidos [+]	2019	82,70 %	13,87 %	3,89 %
Japón	2019	83,91 %	9,26 %	-0,08 %
China	2018	56,61 %	2,91 %	7,95 %
Argentina	2017	72,43 %	6,61 %	34,95 %
Bolivia	2017	11,52 %	4,42 %	9,32 %
Canadá	2019	19,33 %	7,61 %	4,99 %

Alldatanow, S.L. (en adelante, "Alldatanow"), con C.I.F.: B-87328910 y Registro Mercantil de Madrid, Tomo 33.655, Sección 8.ª, Folio 60, Hoja M-605792, e-mail: info@datosmacro.com

Planificación - Planificación estratégica

La planificación es un proceso continuo en el que debemos prever recursos y servicios necesarios para que podamos conseguir ciertos objetivos específicos determinados por un orden de prioridad previamente establecidos.

Cuando hablamos del desarrollo de la planificación estratégica en los servicios de salud pública, podemos diferenciar entre lo que son planificaciones internas a nivel país y otras internacionales, que están marcadas por lo que es la Organización Mundial de la Salud como organismo central a nivel mundial. En lo que respecta a planificaciones internas, cada país normalmente desarrolla programas o planes de atención específica para las patologías de mayor incidencia. A manera de ejemplo, podemos mencionar planes contra VIH (mundial), planes (nacionales) contra Chagas en la República Argentina. Son ejemplos clásicos puntuales a partir de los que no podemos lograr una unificación a nivel mundial, ya que esto va de la mano con las necesidades idiosincráticas de cada país y, dentro de cada país, de las divisiones geográficas.

En cuanto a las planificaciones sanitarias, son varios términos que deben ser tenidos en cuenta. Por ejemplo, la planificación de un sistema sanitario puede sufrir cambios constantes; en el 2021 podemos hablar de cambios tecnológicos significativos que deben amoldarse a las necesidades de ser implementadas según la época, el momento, las patologías presentes en una región determinada; por lo tanto, no podemos tener un sistema de salud establecido con un plan rígido a cumplir. Sin duda, debe ser flexible y maleable.

La globalidad debe plantearse desde perspectivas amplias e integradoras, debido a la conjunción de los servicios de salud interdisciplinarios, que deben actuar de forma conjunta para obtener buenos resultados. A la vez, esta acción interdisciplinaria va de la mano con otros factores intrínsecos de la sociedad, como son los factores socioeconómicos, infraestructurales, culturales, de estilo de vida y educativos.

Desde mi punto de vista, al analizar la gestión y la interacción, es muy importante la participación de un mayor número de áreas implicadas en un sistema de salud en el proceso de planificación.

Una planificación estratégica, con la participación de profesionales de la salud preparados para poder desarrollar estas funciones y responsabilidades, puede contrarrestar la falta de recursos económicos presentes en muchos países del mundo, considerando que los recursos son limitados frente a una demanda sanitaria exagerada e insatisfecha.

Formalización

Es importante la formalización, que se plasmen documentos que sirvan de vehículo informativo para tener asentados los procedimientos y que nos puedan servir como estudios prospectivos o bien en un tiempo determinado, al hacer un análisis retrospectivo y poder fundamentar así propuestas de procedimientos a futuro en los sistemas de salud. Estas planificaciones van absorbidas de diferente forma, como son las planificaciones políticas o marcos regulatorios, a través de la promulgación de leyes, decretos u órdenes según el ámbito al que correspondan. Vamos a mencionar que correspondería a lo que es llamado comúnmente como la política sanitaria. Articulada a nivel jerárquico, personalmente puedo manifestar que depende de la ideología del gobernante del momento, lo cual, según mi consideración, no debería ocurrir, considerando que la salud o la política de salud debe ser una sola: la que sea mejor para la sociedad. y no según la ideología del gobierno de turno. A partir de esto, creo necesario un programa de salud nacional, que sea estable, sostenido, duradero en el tiempo y respetado por el político o gobierno reinante, para poder marcar procedimientos tangibles y perdurables en el tiempo, que permitan con el paso de los años la continuidad de un desarrollo equilibrado en la política de salud sustentable, eficaz y eficiente, evitando así la caída del sistema en la vulnerabilidad de los servicios, proporcionando la mejora en la calidad de vida de las personas y conservando o protegiendo el derecho al acceso a la salud del ciudadano.

En párrafos anteriores mencionamos lo que es la planificación estratégica, es un proceso planificador donde conseguimos diseñar la línea de acción en una organización que queremos mejorar y que suele ser previa a la planificación general de acciones concretas.

En el desarrollo de los procesos, normalmente se suelen cometer errores por dar por hecho ciertas situaciones. Claramente se debe explicitar, en el desarrollo, la misión, la visión y los valores; en realidad esta será la brújula que marcará el norte y determinará el camino a seguir en la planificación correcta. Nos ayuda a definir hacia dónde queremos y debemos ir, qué rumbo seguir.

Una vez definido esto, debemos desplegar un análisis de situación, convenimos en emplear indicadores objetivos: datos numéricos, opiniones subjetivas de los principales actores de la organización y del entorno, comúnmente conocido como análisis DAFO.

La fase siguiente, es poder sentarnos a determinar la estrategia. Para la preparación de esta, un método muy utilizado por expertos es la técnica de grupo nominal (TGN), esta técnica creativa empleada para facilitar la generación de ideas y el análisis de problemas. Este análisis se lleva a cabo de un modo altamente estructurado, permitiendo que al final de la reunión se alcancen un buen número de conclusiones sobre las cuestiones planteadas, que es muy utilizada con buenos resultados y consta de seis pasos.

1. Definir la tarea

En forma de pregunta, por escrito, de manera visible para el grupo, asegurando que la cuestión sea comprendida por todos.

2. Generar ideas

Trabajando en silencio. Los miembros del equipo escriben sus ideas en tarjetas, a razón de una idea por tarjeta, durante un tiempo limitado.

3. Registrar ideas

Finalizada la fase anterior, el facilitador de la técnica recoge las tarjetas y lee cada una de las ideas aportadas. Cada idea se escribe en una pizarra u otro dispositivo.

4. Clarificar ideas

Se da oportunidad a los participantes de explicar las ideas aportadas y de solicitar aclaraciones sobre aquellas expresadas por otros miembros del grupo.

5. Hacer la selección

Una vez que se cuenta con una relación de ideas definitiva, es el momento de llevar a cabo la votación que dará lugar a su jerarquización.

6. Determinar la prioridad

Se procede a la suma de las puntuaciones otorgadas a cada idea. La que posee una puntuación mayor será la considerada como más importante por el grupo. Es la que tiene mayor prioridad.

Es viable identificar las principales metas a través de procedimientos, examinados por indicadores, que deben ser medibles, replicables y posibles de ser monitoreados. Se logra con un plan de acción, un cronograma y responsables operativos. Nos encontraremos incursionando y ejecutando la operativa de la planificación estratégica, luego se contrastarán los resultados obtenidos y podremos compararlos con los objetivos estipulados. Una vez analizados y estudiados podrán ser modificados o no, por lo tanto, podemos hablar de una estructura cíclica.

La línea de acción es un territorio donde se toman decisiones, por supuesto que, al ser estratégica, se afrontan diferentes disyuntivas sobre cómo abordar en función de los recursos y de las necesidades, y tiene como función principal alcanzar los objetivos impuestos por la política sanitaria. A partir de esta, se implementa un plan estratégico, que comprende diferentes áreas. Se organizan estructuras y programas, existen muchos derivados del plan de salud global, programas que pueden desglosarse en uno o varios proyectos, que pueden estar relacionados o no, y que fijen objetivos determinados, operativos y estables, con actividades concretas, para conseguir los objetivos y donde el producto final que nazca sea el proyecto final.

Cuando diagramamos los diferentes puntos en un proceso de planificación, al ser implementado debemos realizar un análisis de la situación, caracterizar el contexto, identificar necesidades de la salud de la población y qué recursos tenemos disponibles para llevar adelante y atenderlas. Establecer las prioridades es un punto muy importante porque será la guía en esta etapa, para determinar la importancia, las necesidades, las dificultades, y la sensibilidad y establecer un orden de prioridad a partir del cual podemos lograr la promulgación de objetivos generales y específicos. La determinación de actividades y recursos deben comprender planes, proyectos, programas, actividades, etc., a partir de los cuales lograremos poner en marcha la gestión, el control de las actuaciones y podremos realizar una evaluación final, analizando los resultados obtenidos según indicadores propuestos. Sin duda, esto pondera y valora los resultados en función de las previsiones previamente definidas.

La mejora de la calidad en el proceso de planificación me parece un punto preciso, no solamente para un sistema de salud, sino para cualquier sistema de trabajo que tenga una política importante que plasmar en la sociedad. Hablamos de un ciclo en el proceso de planificación.

Presentaremos mejoras al realizar el análisis, correcciones necesarias, y esas mejoras serán las que nos proporcionen más calidad en el ciclo de planificación y desarrollo, puesta a punto y aplicación.

Todas las organizaciones que funcionen de una manera ordenada, respetando los conceptos mencionados, sin duda lograrán mayor eficiencia, mejores resultados y se tratarán de manera más apropiada, posterior a cada corrección realizada. Todos estos procesos, bien llevados a cabo, requieren periodos promedios de seis años para poder ser afianzados en su aplicación. Una muestra de esto son los diferentes planes de salud en el área privada, plasmados por prepagas u obras sociales provinciales o nacionales. Un factor determinante en estas aplicaciones es el entorno directo, que no es ni más ni menos lo que implica la política introducida por los cambios de gobierno, por ende, la modificación de la política de salud implementada en un país determinado. Es ahí donde fundamento lo anteriormente manifestado, que la política de salud debe ser libre o independiente del gobierno de turno para que, con el pasar de los años, pueda afianzarse, consolidarse y trabajar sobre puntos específicos implementados y sostenidos en el tiempo, necesarios en un país determinado y sin sufrir cambios constantes.

Generalmente, la limitación en la planificación estratégica está dada por entornos turbulentos de crisis económicas. Estas crisis provocan la imposibilidad de continuar con las metas fijadas y con los tiempos necesarios para que, a través de los indicadores, podamos determinar su beneficio. Asimismo, debemos tener en cuenta la falta de recursos humanos, la toma de cargos importantes y determinantes en los sistemas de salud, por personas que, más que profesionales de la salud, se encuentran más aparejados al sector político, y demuestran falta de preparación, escasa implicación a la realidad del sistema de salud. Las administraciones carecen de coordinación, de capacidad de acoplamiento; las influencias y las presiones colectivas/ políticas llevan a carecer de apoyo intersectorial de los demás componentes implicados en el sector de salud.

Para cualquier tipo de entidad, sea pública o privada, siempre debemos tener presente lo que corresponde a un sistema de organización, que es un aspecto fundamental para desarrollar de manera correcta las funciones, respetar las áreas, desarrollar las tareas, y poder llevar adelante las proyecciones, las metas u objetivos planteados.

Normalmente, esto es mejor aplicado en el sector privado que en el público, principalmente por la cadena de mando, por los recursos humanos, por los honorarios, por las formas de pago, por las condiciones de trabajo, etc. Habitualmente, la estructura organizacional de las empresas está determinada por la decisión de actividades dentro de cada área específica, en la forma que cada persona coloca su responsabilidad, su función específica, y es muy importante su compromiso para contribuir al funcionamiento general y llevar de esta manera adelante las estrategias planteadas.

El diseño organizacional es la fundación, la creación de la estructura. Puede llegar a existir un diseño anterior, y lo que realizaremos será una modificación; para representarlo luego de forma visual a través de un organigrama de trabajo. Es un asentamiento fundamental y normalmente suele ser poco aplicado, la división de trabajo o la especialización que vendría a representar los distintos puestos sin duda da lugar a una mayor productividad, a mayor entendimiento del personal, a qué tarea específica debe abocarse y, en los casos en los que no se lo desarrolla, se cometen errores y hay falta de productividad. Factores de estímulo e incertidumbre son muy importantes a tener en cuenta, como así también se pueden reflejar que una empresa o un hospital no alcancen a conocer el potencial que puede tener el recurso humano presente en ese punto específico de trabajo.

La departamentalización correspondiente a la agrupación de los responsables de las actividades genera mayor coordinación en el área. Se pueden diferenciar distintos estilos, voy hacer referencia solo a dos, que considero aplicables y a través de las cuales se obtienen mejores resultados operativos.

Departamentalización funcional, un sistema muy eficiente. Resulta al agrupar especialidades similares, en las que se integran expertos para coordinar, profundizar, y mejorar el funcionamiento, se evitan problemas de comunicación y de objetivos. Según mi análisis, puede llegar a ser aplicado en cualquier ámbito público o privado, en cualquier proceso de producción o servicio, como el servicio de salud. *La departamentalización por procesos*, donde se agrupan los puestos de trabajo que están relacionados, pueden interaccionar continuamente y lograr así mejores resultados inmediatos.

Cuando hablo de cadena de mando, deseo hacer referencia a lo que es la línea de autoridad, puntualmente. La persona a la que se debe reportar cada individuo que forma parte de la estructura total, enmarcado en lo que correspondería al principio de unidad de mando. Este principio lamentablemente es menos relevante en vías actuales, principalmente por razones de transferencia informativa, consecuencia de la mala gestión o bien de las nuevas tecnologías mal aplicadas.

El tramo de control determina o indica el número de personas subordinadas a un mando en particular, puede ser zonificado o sectorizado, en base a funciones y áreas específicas, dentro de un proceso de producción o de servicio.

Desde una perspectiva económica, cuanto mayor es el número de personal en cargos de control, supondrá más costos salariales. Hablando del grado de centralización o descentralización, se considera que la primera es mayor cuando el número de personas que toman decisiones es menor; mientras que una organización es más descentralizada, cuando el número de personas que deciden es mayor. Creo en una organización centralizada, donde las personas que determinen no sean muchas. Las tendencias actuales se inclinan hacia la descentralización, bajo el principio de la mayor disposición de detalles informativos y su planteo es válido; no me conforma esta propuesta debido a que, al ser mayor la cantidad de personas que van a decidir, el margen del error, de interpretación y de responsabilidades es muy abarcativa. Considero realizar una formalización; es decir, estandarizar los puestos de trabajo y las directivas, estipulando por escrito, como por ejemplo en organigrama, y de esa forma lo que hacemos es disminuir el margen de error, que pueden responder a las estructuras organizativas de la empresa, a los objetivos fijados y a las metas planteadas, sin dejar nada librado al azar.

Dentro de lo que son las estructuras organizativas, existen diferentes formas de concretarlas. Sumado a lo anterior, me parece muy importante lo que es una organización mecanicista: modelo burocrático, donde principalmente impera la cadena de mando, por ende, las responsabilidades puntualizadas. La observación directa, debido a que una sola persona no puede estar en todas partes, logra una mayor formalización e implementación de reglas y procedimientos estándares a cumplir. Sin duda, esto aporta mayor rigidez y reglas a los empleados en sus puestos de trabajo, pero son más especializados y departamentalizados. Por supuesto que no trato de ser absoluto en lo que es la estructura organizativa, considerando los tiempos modernos y la intersección en las estructuras con una organización orgánica, la cual propone o se adapta a diferentes situaciones y que supone más flexibilidad y descentralización. Se dividen los trabajos y las funciones, pero no se llega a lograr una estandarización.

Normalmente, son los recursos humanos los que deben responder a ciertas situaciones en base a sus propias interpretaciones del momento, y así resolver esas situaciones con escasa o nula supervisión, para lo cual el personal debe estar estrictamente formado y capacitado. Pensar en este tipo de estructura organizativa representa un riesgo de particularidades muy importantes, que puede fragmentar la estrategia que está siendo implementada. Así es que una empresa, sanatorio, hospital, clínica, etc., orientada hacia un liderazgo de costos, debe mantener una estructura de mayor revisión y rigor.

La incertidumbre dentro de la estructura y, más aún en un servicio de salud público o privado, considero que no debe existir. Lograr estructuras estables de trabajo, líneas en su interior, que serán más efectivas debido a que las respuestas estandarizadas, que han sido fundamentadas en estudio y análisis en base a la experiencia y a los resultados obtenidos, son más efectivas y sin vacilación tendrán el sustento del éxito. En contraposición a lo manifestado, las estructuras más libres presentan mayor incertidumbre y resultados no deseados.

Trasladándolo a los distintos tipos de diseños en la organización, podemos mencionar que se presentan diferentes formas y modelos. Entre ellas, una estructura simple, donde la autoridad se centraliza en una persona, controla un alto número de individuos pertenecientes a recursos humanos y, por ende, se implanta una escasa formalización y departamentalización de los puestos de trabajo. Muy libre.

Otras formas y modelos corresponden a estructuras más complejas, donde debido a las dificultades y los riesgos, como así también a la dependencia de una sola persona, se va trasformando, formalizando en más puestos de trabajo y nacen la llamada departamentalización, con el propósito de concebir la organización con mayores niveles de administración. Otra forma de estructura es por función, que agrupa ocupaciones similares con la necesidad de interaccionar, por ende, relacionadas para atizar la especialización sobre el conjunto. Aquí se produce un ahorro de costos importantes, a la duplicidad del personal, duplicidad de las funciones; el principal inconveniente es la falta de visión general del funcionamiento, al estar estrictamente determinadas sus funciones. Haciendo hincapié en la autonomía, un gerente de división o responsable de área es responsable de sus actos y resultados. La ventaja de esta estructura organizacional es el enfoque de los resultados, la desventaja es la duplicación de actividades y de recursos, que proporciona un aumento en los costos, por lo tanto, la eficiencia económica cae abruptamente.

En estos últimos años entran en juego nuevas fórmulas organizacionales, que son implantadas en el sector privado, resultante del entorno económico cada vez más complejo, menos dinámico y atestado de incertidumbre. Esto produjo que los modelos anteriormente mencionados entren en desuso debido a la pérdida de la eficacia.

Hoy en día, es necesario implantar una estructura más orgánica y menos mecanicista, para afrontar los retos contemporáneos, aquí debe reinar mucho la creatividad, la originalidad, por ende, los caracteres intrínsecos en los recursos humanos pasan a ser determinantes.

Aquí deseo hacer un paréntesis para poder lograr interpretaciones sobre lo manifestado en este capítulo. El ser humano, más allá de las actividades públicas o privadas, cuando toma responsabilidades directivas busca el reconocimiento, el éxito, intenta destacarse; para lograrlo, debe sostenerse y afianzarse en un proyecto bien considerado, meditado y sólido; lograr un crecimiento en el servicio controlado, sostenido y económicamente positivo. Este paisaje de la gestión tiene características de arte y ciencia. Esta es la manera de actuar en cualquier sector, público o privado. En la parte pública, los resultados no son ganancia económica, son intrínsecos de resultados sanitarios, sociales y políticos; en la parte privada, se mide la eficiencia, la eficacia y las ganancias, en términos económicos de rentabilidad.

Algunas técnicas contables simples

Al analizar y determinar la mejor forma de plasmar los números en todo tipo de proyectos, me parece lo más apropiado acudir a un flujo de fondos. Es una de las principales herramientas para medir económicamente un proyecto, planificar, desarrollar actividades puntuales y lograr previsibilidad.

Existen varias conceptualizaciones de lo que es un flujo de fondos, dependiente de quién recibe el informe.

Free Cash Flow, referido como FCF, nos permitirá evaluar si el proyecto es rentable o no, y si solamente es aplicable para la parte privada. Podemos trabajarlo con ingresos provenientes del presupuesto destinado a la salud pública, teniendo su procedencia en los productos brutos internos de los países, destinados en su presupuesto anual, contra los costos totales para llevar adelante un servicio determinado. Lo que no existe en el sector público, son ganancias o rentabilidad.

La razón que encuentro en el flujo de fondos es la posibilidad de tener un indicador sobre el cual evaluar el retorno de la inversión, principalmente debido a un beneficio contable, que está influido por criterios subjetivos; mientras que las ganancias contables son un dato real, que comprueban los ingresos netos de caja que resultan del proyecto en cada momento del tiempo. La información contenida en uno u otro instrumento puede diferir y las principales diferencias entre el flujo de fondo y las ganancias contables resultan de los siguientes 3 motivos:

Gasto operativo y gasto de capital: Al calcular la ganancia contable se restan los gastos operativos (mano de obra, costos de insumos, gastos administrativos, etcétera) de los ingresos generados por la operación, mientras que los gastos de capital (inversiones en tierras- edificio-maquinaria- etc.) son tratados por la contabilidad de manera diferente.

En el cálculo de la ganancia contable, los gastos de capital no son deducidos en el momento que se incluyen, sino que son activados para ser posteriormente imputados como gasto gradual a lo largo de toda la vida útil del bien (depreciación o amortización, según corresponda).

Gastos que no representan salida de caja: Tanto la amortización como la depreciación son gastos contables que no representan salida de caja. Desde el punto de vista financiero, el reconocimiento de los gastos no interesa en tanto y en cuanto puedan reducir el ingreso imponible y generar un efecto positivo sobre el flujo de fondos, a través de una reducción en la carga fiscal.

Criterio de lo percibido versus criterio de lo devengado: Las normas contables se rigen por el criterio de lo devengado. Este criterio determina que las ganancias sean reconocidas en el momento de haber perfeccionado la operación en cuestión, al tiempo que los gastos deben ser registrados en el momento de haberse aplicado los fondos en las correspondientes generaciones de ingresos. De esta manera, y a modo de ejemplo, ante una operación de venta de un bien se reconoce el ingreso en el momento de la transferencia, se genera así una divergencia entre los ingresos contables y los ingresos efectivos de caja. Es importante mencionar también que el flujo de fondos se puede construir a partir de distintas fuentes de información, supuestos y proyecciones. Existen dos formas habituales de elaborar un flujo de fondos: por diferencias de ingresos y egresos o mediante ajustes al beneficio contable. Ambas resultarán en el mismo flujo de fondo, la elección de una u otra metodología dependerá de la forma en que se disponga la información, preferencias y comodidades de cada uno.

La tecnología en el sistema de salud

El uso de la tecnología en los sistemas de salud va a revolucionar la atención sanitaria; en sus diferentes procesos deberían hacer la atención más fácil y más segura. En los procesos favorecerá a los sistemas de registros y va a disminuir los márgenes de error de la información administrada, además esto debería permitir un mejor seguimiento del paciente, conocer su estado, saber con más seguridad las pruebas que se le han realizado, los valores obtenidos y los tratamientos actuales a los cuales el paciente se encuentra sometido.

Una vez implementado, proporcionará una base de datos importante, se podrán detectar problemas de salud con un sistema de alertas y nos permitirá identificar sin margen de error al paciente, dándonos así beneficios directos en su seguridad, mejorando la calidad asistencial y la velocidad en el sistema de atención.

La posibilidad, sin duda, como así también la capacidad para poder acceder a esta base de datos, compuesta por historias clínicas y tratamientos, así también como la información sobre el paciente, nos permitirá con el tiempo construir indicadores cada vez más sensibles que puedan medir la efectividad en relación directa con los costos, coberturas, garantías sanitarias, a la accesibilidad de las personas al sistema de salud y demás parámetros que contribuyan a la mejora continua de un sistema de prestación de servicio de salud, sea público o privado.

La sistematización de la salud no da lugar a la posibilidad de ir de la mano con las tecnologías actuales, como por ejemplo lo es la *telemedicina o teleasistencia*, que es una alternativa de modelo de consulta o entrevista clínica que suma una posibilidad más en el acceso a los sistemas de salud, principalmente para los pacientes crónicos y de alto riesgo.

Historia clínica digital: la finalidad sería garantizar, a los profesionales de la salud y al paciente, el acceso a aquella información relevante para la atención en cualquier punto autorizado, siendo estos datos confidenciales y de acceso restringido.

La falta de homogeneidad y variabilidad en la destreza de la medicina, desarrollada, implementada, instaurada en la práctica clínica, muestra los importantes márgenes de error a los cuales se expone el sistema de salud, debido fundamentalmente a las diferentes maneras de proceder en la práctica clínica. Esta mención da lugar, desde mi óptica personal, a la aparición o posible aparición de una mayor amplitud en lo que respecta a la inseguridad del paciente o a la falta de seguridad en la atención. Lo que deseo representar es que las decisiones basadas en la evidencia y con los mejores criterios de eficiencia representan una garantía de calidad y por lo tanto una seguridad, tanto para el paciente como para el sistema de salud, a partir de lo cual podemos aludir que los sistemas informáticos son aliados imprescindibles en estas tareas de diagnósticos y prácticas, como así también los medios necesarios para poder llegar al diagnóstico más acertado y su tratamiento correspondiente. Garantizar la actualización de la información, la renovación de los protocolos y su reeditación, proporciona y asegura información que estará disponible para todos los profesionales, el impacto en la homogenización de la práctica diaria fomentará la cultura del uso del conocimiento para la toma de decisiones.

Todos estos conceptos contribuyen de manera sustancial en lo que corresponde a la medicina basada en la evidencia, colaborando con la equidad y el derecho de la sociedad a tener acceso al sistema de salud de una forma segura, en relación a procedimientos. Otro punto importante a tener en cuenta en este desarrollo es el principio de autonomía, la capacidad del paciente para decidir su proceso asistencial, y hago hincapié en la posibilidad de acceso a la cantidad de información que este maneja. Es decir, el paciente dispone de mayor conocimiento en salud dada esta característica, por la relación directa con los profesionales, por los sistemas informáticos, internet, redes sociales, etc. La sociedad investiga, observa, lee y realiza su propia interpretación; esta información le da, en estos días, la posibilidad de hacer planteos a los profesionales de la salud.

En la era digital, nace un nuevo reto para el sistema de salud y los profesionales: ofrecer respuestas cuando se distribuyen informaciones relativas a situaciones de insatisfacción o confusiones instaladas, propias de las redes sociales, y controlar su reputación de la mejor manera, con presencia digital. Es decir, participar activamente, respondiendo preguntas, humanizando la relación digital, recogiendo ideas, datos y propuestas para una aportación práctica y fiable, dando así la posibilidad de tomar confianza en el o los profesionales de la salud.

La planificación de la demanda es una actividad, sea en una empresa privada o en una institución pública, que debe tener toda aquella información con la cual podamos contar y facilitar el ejercicio de la planificación de la demanda, optimizar los volúmenes de aprovisionamiento de compra de insumos, materiales de curación, medicación, organización de recursos humanos, etc., para estar a la altura de los niveles de exigencia y otorgar al paciente la mejor atención.

Facilitar la gestión, en lo que representa la prestación del servicio, tiene una estrecha relación con necesidades o patologías estacionales, donde el aumento de la demanda es de manera pronunciada. Este aprovisionamiento del que hablamos no solamente tiene una incidencia directa en los servicios, en la prestación, sino también en la disminución de los costos y en el aumento de las llamadas estimaciones. Para predecir la demanda debemos utilizar distintas fuentes informativas y ser competentes en el momento indicado.

La variación aleatoria está directamente relacionada con factores que afectan la demanda y son totalmente casuales.

En la variación cíclica, se repiten de manera idéntica en el tiempo, ascensos y descensos, crecimientos y disminuciones en las necesidades del servicio; generalmente asociadas con la economía.

En una demanda estable, los cambios no suponen una modificación sustancial, por lo cual el patrón de la demanda se mantiene.

En la demanda dinámica, los cambios son muy significativos, pueden ser estacionales, también dependen de un ciclo económico, que imposibilita una previsión en costos.

Podemos decir que las estrategias de operaciones son un plan a desarrollar a mediano o largo plazo, donde estarán explícitas las acciones a ser implementadas, basadas en un adecuado uso de los recursos de la empresa o del ente público, para poder alcanzar los objetivos propuestos y con la finalidad de mejorar la competitividad y la calidad en la prestación de servicios.

Es importante el diseño, el despliegue y el compromiso de los recursos humanos, para lo cual se necesita y precisa la comunicación. Estas estrategias deben adaptarse a continuas modificaciones del entorno, que pueden estar determinadas por muchos factores, pero la idea fija en el objetivo final no debe modificarse; el proceso puede sufrir cambios, pero el bien final debe ser el mismo. Las empresas pueden buscar sus ventajas operacionales competitivas en costos (calidad, flexibilidad, velocidad, innovación), dándole un valor añadido a los servicios brindados. La inclusión del paciente en el proceso, como colaborador, es fundamental; la utilización de indicadores y monitoreo colaboran al éxito para lograr los objetivos planteados. Las estrategias deben ser flexibles a los cambios del entorno, factor determinante en la implementación.

Es mi intención hacer notar, en todas estas conclusiones, que los servicios de salud deben incorporar en su funcionamiento lo que llamamos cadena de suministros, en la capacidad de adaptación ante los inevitables cambios en los patrones de la demanda, donde el producto final debe estar más cercano a la sociedad y representar intrínsecamente al paciente, que necesita sentirse comprendido, incluido y contenido.

El medicamento, un bien social

En este capítulo, y considerando mi profesión de farmacéutico, trataré de ser lo más pragmático, simple y sincero posible, aunque seguramente un poco rígido, rasgo que me identifica en mis pensamientos profesionales.

Interpreto al medicamento en primera instancia como "un bien social" y así debería ser considerado mundialmente. Este producto químico, a través de una forma farmacéutica final, actuará en el organismo para producir cambios favorables en las personas, el esperado, y también es modificado a fin de ser eliminado por el organismo. Un medicamento debe ser fundamentalmente seguro y eficaz, producir su acción farmacológica deseada sin poner en riesgo la salud de la persona con efectos no buscados.

Los bienes que son indispensables para la vida son reverenciados de demanda "inelástica", son componentes priorizados sobre cualquier otro y se apelará a voluntades especiales para poder adquirirlos. No obstante, la adquisición de los medicamentos, salvo los casos de venta libre, no dependen de la decisión del comprador, sino de un intermediario, el profesional prescriptor.

El costo de investigación, desarrollo y producción de los medicamentos es otro de los aspectos especiales, como así también los contextos de comercialización, generalmente distorsionados por posiciones monopólicas. Por muchos factores y aristas, científicas y comerciales, "los especialistas" aún no los consideran como bienes sociales y sí de mercado, y lo definen como uno de los mercados más imperfectos (explicado en capítulo anterior). Es todo esto lo que permite que esta industria sea, de manera acentuada, la más rentable a nivel mundial.

Según la O.M.S., el medicamento es toda preparación o producto farmacéutico empleado para la prevención, el diagnóstico o el tratamiento de una enfermedad o estado patológico, también para modificar sistemas fisiológicos en beneficio de la persona a quien se le administra.

La ANMAT (Asociación Nacional de Tecnología Médica y Alimentos) adopta la definición de la O.M.S., cuyos objetivos principales en nuestro país son el registro, la fiscalización, el control y la vigilancia de medicamentos, alimentos y material de tecnología médica cuya finalidad es garantizar a la población la eficacia (cumplimiento del objetivo nutricional, terapéutico o de diagnóstico y tratamiento), seguridad y calidad de los productos que consume.

Un concepto importante son los "equivalentes farmacéuticos", los "medicamentos que lo contienen el (los) mismo(s) ingrediente(s) activo(s), en la misma forma farmacéutica, para la misma vía de administración y que son idénticos en potencia o concentración".

En la Argentina y en otros países latinoamericanos, el concepto "multifuente" se asimila en el término "similaridad", y los respectivos productos se denominan "medicamentos" o "especialidades medicinales similares" (a otras autorizadas); con idéntico alcance, la normativa de ANMAT conceptúa a la especialidad medicinal o farmacéutica como "aquella que contiene el (los) mismo(s) principio(s) activo(s), la(s) misma(s) concentración(es), la(s) misma(s) forma(s) farmacéutica(s), la misma vía de administración, la misma indicación terapéutica, la misma posología, y que es equivalente al producto de referencia, pudiendo diferir en características tales como tamaño y forma, excipientes, período de vida útil, envase primario" (el que contiene al medicamento). Disposición ANMAT5755/1996.

Por otra parte, para diferenciar farmacéuticamente un ingrediente farmacéutico activo (IFA) autorizado de sus diferentes innovaciones incrementales o variaciones, siempre y cuando no produzca una alteración "sustancial", tales como la presencia de derivados químicos que no alteren las propiedades terapéuticas, o sales, ésteres, etcétera, de la estructura original del IFA, o también, cambios en su forma farmacéutica, se emplea el concepto de "alternativas farmacéuticas". La definición regulatoria del término es la siguiente:

Alternativas farmacéuticas: Los productos son alternativas farmacéuticas si ellos contienen la misma cantidad molar del mismo ingrediente farmacéutico activo pudiendo diferir en su forma farmacéutica o su sal o su éster. Las alternativas farmacéuticas entregan la misma fracción de ingrediente farmacéutico activo por la misma ruta de administración, aunque no son equivalentes farmacéuticos. Ellos pueden o no ser bioequivalentes o terapéuticamente equivalentes al producto comparador".

El término medicamento magistral se incluye en la Farmacopea Argentina, vii Edición, referido a "todo medicamento prescripto en una receta magistral para un paciente individualizado, posteriormente preparado, envasado y rotulado por un farmacéutico en el laboratorio de su farmacia y dispensado en ella". Esta forma de medicamento se diferencia del producto manufacturado.

Un poco de historia

En antiguas civilizaciones, el hombre ha manipulado como forma de alcanzar mejoría en distintas enfermedades productos de origen animal, vegetal y mineral, sintéticos en este último tiempo. El cuidado de la salud estaba en manos de personas que ejercían la doble función de médicos y farmacéuticos. Preparaban sus propios remedios curativos, alguno de ellos con gran renombre en su época, como es el caso del griego Galeno (130-200 d.C.). De él proviene el nombre de la *formulación o preparación galénica*; la forma adecuada de preparar, dosificar y administrar los fármacos, utilizada hasta nuestros días en muy bajo porcentaje. En la cultura romana existían numerosas formas de administrar las sustancias utilizadas para curar enfermedades, por ejemplo, la miel además de ser la sustancia que servía como vehículo de los principios activos, daba mejor sabor al preparado. Precisamente Galeno hizo famosa la *gran triaca* a la que dedicó una obra, y que consistía en un electuario (preparados, formulaciones) que llegaba a contener más de 60 principios activos diferentes.

En la Edad Media comienza su actividad el farmacéutico separado del médico. En su botica realiza preparaciones magistrales, entendidas como la preparación individualizada para cada paciente de los remedios prescritos por los médicos. En el Renacimiento se produce una separación más clara de la actividad farmacéutica frente a médicos, cirujanos y especieros, mientras que se va produciendo una revolución en el conocimiento farmacéutico que se consolida como ciencia en la Edad Moderna. La formulación magistral es la base de la actividad farmacéutica junto con la formulación oficinal, debido al nacimiento y proliferación de farmacopeas y formularios. A partir de este momento, empiezan a aparecer los *específicos*, que consistían en medicamentos preparados industrialmente por laboratorios farmacéuticos. Es así que las formas galénicas no adquirirán verdadero protagonismo hasta alrededor de 1940, cuando la industria farmacéutica se desarrolla y estas comienzan a fabricarse en grandes cantidades. Desde entonces hasta hoy en día las maneras en que se presentan los medicamentos han evolucionado y la diversidad que encontramos en el mercado es muy amplia.

¿El medicamento es un negocio?

Con el advenimiento científico en gran parte y más comercial aún, la industria farmacéutica, no tengo ninguna duda, no solo produjo modificaciones es todos los sistemas de salud del mundo, sino también una dependencia absoluta en el trazar de decisiones en los años.

El desarrollo de nuevas moléculas de gran inversión, principalmente en tratamientos de patologías específicas, que vendrían a entablarlos como medicación de alto costo y baja incidencia; ha generado incorporación de medicación, que carece de competencia científica y comercial. En los vademécums de cualquier país, eleva año a año los presupuestos de manera significativa en relación a las partidas presupuestarias de cualquier país del mundo. Asimismo, la medicación destinada a la tercera edad, como así también al paciente crónico, constituye una de las principales armas de esta industria que cada día incrementa su poder.

Cito a Daniel Gollan en sus escritos, revista Soberanía Sanitaria, junio de 2017, Edic. N.º 1

El regimiento de agentes de propaganda médica, la realización de costosos eventos científicos, la publicidad explícita (me animo a manifestar que el 75 % de la publicidad en televisión corresponde a la industria farmacéutica, en cualquiera de sus líneas) y la inclusión en estudios de investigación y ensayos clínicos constituyen una parte importante de los gastos que las empresas realizan para vender sus productos, con estrategias comerciales duras. Estos gastos superan notablemente los costos de producción del medicamento en sí, y, por supuesto, son incorporados al precio de los fármacos. Ante esta situación, el paciente está indefenso porque confía en su prescriptor, desconoce, no lo sabe ni lo piensa, solo lo necesita. La irregularidad en la formación e información que tiene cada uno es importante, y la capacidad de discernimiento del paciente se ve acotada.

En los últimos veinte años se está produciendo una nueva situación que aumenta aún más la enorme rentabilidad de las empresas farmacéuticas, sobre todo, la de los grandes consorcios multinacionales: la mayoría de sus paquetes accionarios está quedando en manos de fondos globales de inversión. En realidad, yo no planteo la rentabilidad alta, como tal; sino la forma y el accionar, pero más aún la desprotección de la gente ante esas situaciones, como así también los problemas que se generan en la sociedad, como lo es la *automedicación*, sin duda generada por la influencia publicitaria, provocando en la República Argentina alrededor de 22.000 decesos al año, es decir 60 muertes por día promedio, más precisamente un muerto cada 23 minutos.

Hay un acelerado proceso de fusiones, asociaciones, compras de laboratorios y patentes a precios desmesurados, que están llevando a una concentración del sector farmacéutico. Las secuelas no se circundan solo a la comercialización sino también en el apoderamiento de todo nuevo conocimiento, particularmente en los medicamentos innovadores de tipo biológico y biotecnológico.

Desde los primeros años de este milenio, se ha acrecentado la adquisición de pequeños laboratorios biotecnológicos de investigación por parte de grandes empresas, particularmente en EE.UU. En 2011, la empresa Gilead compró a Pharmasset, fundada en 1998 por el científico egipcio Raymond Schinazi tras haber este descubierto una molécula que trata eficientemente la hepatitis C. La transacción se realizó por un valor de 11.200 millones de dólares y el comprimido de ese medicamento, el Sofosbuvir, se comenzó a vender a un precio de 1000 dólares. En un año, Gilead recuperó la inversión y desde ese momento tiene ganancias extraordinarias que pueden llegar a multiplicar por 10 su inversión especulativa. Los accionistas de Gilead son fondos globales de inversión, cuya principal consigna es la de obtener una máxima rentabilidad en el menor tiempo. Es así como un medicamento cuyo desarrollo significó relativamente escasa inversión (parte importante de la cual vino de subsidios públicos) se transformó en algo inalcanzable para los enfermos que lo necesitan. Es más que obvio que la finalidad existente y real no es la de un bien social.

Todos los medicamentos de última generación, especialmente los destinados a tratamientos oncológicos, a enfermedades reumáticas, las que afectan al Sistema Nervioso Central, las llamadas enfermedades poco frecuentes, tienen precios exorbitantes. Se los llama MAC, medicamentos de alto costo, aunque en realidad son de alto precio, porque se paga por ellos hasta 500 veces su costo real total, que incluye los gastos de investigación, desarrollo y producción. Lo más llamativo e increíble, porque la verdad es algo inadmisible, es que la misma medicación, Sofosbuvir, que en los países de altos ingresos cuesta USD 1000, en los países de renta media cuesta USD 100 y, en los de renta baja, USD 10, ¿se entiende?

A partir de 1999, Gilead, uno de cuyos principales titulares, secretario de Estado del expresidente de los Estados Unidos, George W. Bush padre, comenzó a comprar empresas del sector para adquirir derechos y patentes que le permitan el dominio de determinados sectores de la industria farmacéutica: Nexstar Pharmaceuticals, Triangle Pharmaceuticals, Corus Pharma, Myogen, Raylo Chemicals, Nycomed, CV Therapeutics, CGI Pharmaceuticals, Arresto Biosciences, etc.

Las empresas adquiridas por Gilead desde esa fecha hasta la actualidad, han realizado operaciones en las que han invertido más de 18.000 millones de dólares. Mientras tanto, la cotización de la empresa en la bolsa ha subido hasta los 124.000 millones de dólares.

Otro ejemplo más cercano a nuestros días es la empresa Kodak. Los tiempos célebres de la empresa quedaron atrás. La estadounidense, pese a sus pruebas de volver a ser relevante en la industria tecnológica, no ha logrado retomar el camino de éxito que alguna vez presumió. Ahora, en un movimiento totalmente inesperado, anunciaba el periodista Ebenizer Pinedo, el 29 de julio de 2020, en publicación para *Economía y empresas*, que los de Rochester se adentrarán en el sector farmacéutico. "Kodak quiere resurgir en medio de la pandemia, produciendo medicamentos para el Gobierno estadounidense", era la noticia.

Donald Trump, presidente de Estados Unidos en esos momentos, confirmó que su gobierno había alcanzado un acuerdo con Kodak para arrancar la producción de fármacos, y además recalcó que se trataba de un acuerdo histórico para la industria farmacéutica de Estados Unidos. Evidentemente, también lo era para Kodak, que de la noche a la mañana dio un giro completo en sus objetivos. Recordemos que la administración norteamericana activó la Ley de Producción de Defensa, que les permitía obligar a empresas a fabricar suministros médicos para enfrentar la crisis del coronavirus, en esos momentos. Se trata, desde luego, de una medida excepcional que ahora involucra a Kodak.

El gobierno norteamericano otorgó un crédito especial a Kodak de 765 millones de dólares. La multimillonaria inversión contempla, además, que en la producción se usen técnicas avanzadas de manufactura para reducir costos y cumplir con los reglamentos ambientales. Todo indicaba que Kodak estaría enfocada en la producción de fármacos genéricos, principalmente aquellos que son indispensables para hacer frente a la pandemia.

"Las acciones de Kodak se disparan", «Kodak está orgullosa de ser parte del reforzamiento de la autosuficiencia de Estados Unidos produciendo los elementos farmacéuticos clave que necesitamos para mantener a nuestros ciudadanos a salvo», señaló Jim Continenza, jefe de operaciones de Kodak. Pero lo que más me llamó la atención en esos momentos, y de haber sabido hubiera invertido en bolsa, es que el anuncio de Trump tuvo un impacto significativo en las acciones de Kodak. Unos días atrás de este 19/20 de junio del 2020, su acción cotizaba a 2.62 dólares y, tras confirmarse el préstamo, el valor se disparó a 60 dólares, un 2.290 %. Una inversión muy rentable para quienes la hicieron.

La evolución inevitable

Sobre la base de lo manifestado, podemos concluir que los medicamentos, desde sus orígenes hasta nuestros días, sufrieron una evolución exponencial en relación a lo tecnológico, muy válido, significativo y necesario, de hecho; mientras que en lo comercial el crecimiento fue y es superexponencial. Anexado a este desarrollo, surgieron, en gran escala, las cadenas de farmacias, quienes poco a poco se insertaron en el mercado, impulsados por empresarios capitalistas, sin conocimiento alguno de lo que representan los servicios de salud; y que proporcionan una pérdida en la conceptualización del medicamento y de la oficina de farmacia, la antigua y entrañable *Botica.* Este suceso de hechos, día tras día va llevando a una pérdida de la conceptualización e importancia del profesional farmacéutico, debido a que la farmacia, hoy, desde mi óptica y lamentando la situación, es considerada un comercio. No obstante, existen aún muchos profesionales, que son consultados en el mostrador y son aún más necesarios en localidades pequeñas ubicadas geográficamente fuera del eje de superpoblación, como así también las farmacias de barrio.

Entiendo y acepto que, en el avance global del consumo y de las estrategias comerciales de las empresas, se encuentra inserto lo mencionado en párrafo anterior, no obstante, duele pensar en la pérdida del concepto general del medicamento "como un bien social", y que sea observado e interpretado como un bien de consumo, como así también la pérdida del concepto inicial y real de la oficina de farmacia.

Farmacias, su función y situación

En la Argentina, analizando un poco el panorama, las farmacias son las que financian las coberturas de las obras sociales y medicina prepagas, cobrando sus honorarios correspondientes normalmente tres o cuatro meses después de brindar la prestación, como casi todos los profesionales de la salud, tema que pasó a considerarse *normal*, en un país con una inestabilidad constante y una presión inflacionaria mensual considerable. Este modelo, permitido por instituciones farmacéuticas nacionales, superfragmentadas, y en muchas ocasiones sin opciones. Por ejemplo, el convenio con PAMI (más grande de Sudamérica), lo posee la industria farmacéutica, es decir la industria cobra directamente los honorarios del PAMI y les paga a las instituciones farmacéuticas (pero primero nos vende la medicación para poder trabajar) y, a la vez, son estas instituciones las que concretan los pagos a las farmacias. Estas liquidaciones son realizadas en varias etapas y con descuentos de singular importancia. Pero no puedo dejar de manifestar que estos pagos, en gran porcentaje (85 % aproximadamente), son en forma de notas de crédito, que impactan en la droguería de la industria farmacéutica, en su mayoría. Una desprotección total de este sector de salud, que se encuentra en contacto directo con la sociedad, no obstante, y a pesar de tantas condiciones adversas, las actividades desarrolladas en las oficinas de farmacia han evolucionado adaptándose a las circunstancias que han ido apareciendo en el campo farmacéutico, determinadas indudablemente por los avances socioeconómicos y científicos.

El servicio de dispensación constituye el último contacto del paciente con el sistema sanitario y la efectividad del medicamento depende, en gran medida, de su utilización a nivel domiciliario. La dispensación no consiste en la simple entrega en condiciones óptimas del medicamento, sino que va acompañada de una serie de actividades clínicas que permitan verificar sistemáticamente sus objetivos centrales:

– Garantizar que el paciente posea la información óptima y necesaria, que le ayude a mejorar el uso de los medicamentos. Es decir, que el paciente conozca el proceso de uso del medicamento y esté dispuesto a asumirlo.

– Proteger al paciente frente a la posible aparición de RAM (reacciones adversas al medicamento) o bien PRM (problemas relacionados con los medicamentos), detectar y corregir causas prevenibles.

– Conservación- Administración- Contraindicaciones- Interacción con otros medicamentos- Dosis terapéutica.

Desde esta filosofía de práctica profesional, la actividad más demandada por los usuarios que acuden a la oficina de farmacia y que más tiempo ocupa al farmacéutico comunitario es *la dispensación*, aquel acto profesional por el que el farmacéutico, ante la solicitud de un medicamento, y tras verificar de manera sistemática que el paciente o cuidador tienen información suficiente acerca del objetivo buscado, contribuye a la adherencia, a que el tratamiento sea realizado completa y constantemente, según indicación médica; no abandonado en el camino, y de manera correcta. Garantizando el bienestar del paciente.

Medicamento y Salud Pública

En muchos países del mundo, el gran problema de acceso a los medicamentos es una dificultad de inmensa preocupación. Las crisis económicas constantes ponen aún más al descubierto las falencias de los sistemas de salud pública en este ámbito preciso. Estas falencias conducen, en muchos casos, a la falta de tratamiento medicamentoso de las personas más vulnerables, lo cual ocasionará mayor cantidad de casos de agravamiento de enfermedades no tratadas, que en alto porcentaje terminan en internaciones, generan baja calidad en salud pública, costos mayores de internaciones, servicio de personal médico y profesionales de salud, insumos y ocupación de camas innecesarias. Lo mismo ocurre a nivel prevención, los sistemas de vacunación o planes maternos infantiles, de cobertura no solo del nacido sino también de la madre que dio a luz. Como consecuencia final, mencionamos aumento de morbilidad, mortalidad y saturación final de los sistemas de salud. Queda a la vista la necesidad de aplicación de un plan serio de "política nacional del medicamento". La intervención del Estado en materia medicación se presenta como un constante desafío para garantizar el acceso por parte de la población.

El medicamento, actualmente en la mayoría de los países del mundo, genera un impacto muy fuerte, ante la creencia e influencia de que, sin su presencia, no se puede gozar de un buen estado de salud. En gran medida sucede esto por lo mencionado anteriormente: demanda inducida por la publicidad.

Es bueno recordar que, en la República Argentina, la implementación del Plan Remediar a partir del año 2003 integró la Política Nacional de Medicamentos (PNM), políticas de salud orientadas a aliviar la grave situación social ocasionada por la crisis económica que se acentuó a fines de la década del 90.

Como punto de inicio, las legislaciones de los diferentes países deben trabajar en el respaldo necesario para implementaciones de mecanismos precisos de cobertura universal del medicamento; Argentina, a principios de la década del 2000, generó un debate como consecuencia de la dimensión alcanzada por los problemas relacionados con la salud pública. En este sentido, se consideraba como principal dificultad la falta de instrumentación del sistema sanitario argentino para establecer rigurosamente las condiciones a ser cumplidas por los medicamentos genéricos: biodisponibilidad (nivel de concentración de la droga) y bioequivalencia (efecto terapéutico).

Por otro lado, se señalaba la ausencia de una concepción del medicamento como un bien social y, por lo tanto, de consumo preferente e imperioso. El principal objetivo de las leyes, creo irrefutablemente, debería ser el acceso de los consumidores a una misma droga básica a menor precio, dando la posibilidad al mercado de contener el mismo principio activo bajo distintos nombres comerciales. Con la utilización del genérico es posible prescindir de la marca comercial sugerida o indicada, y acceder a otra de menor costo. Así, al considerar productos con igual droga, forma farmacéutica, cantidad de unidades y concentración, el consumidor podría optar por aquella presentación más adecuada a su presupuesto, que es mucho más productivo en el sistema de salud que no consumir la mediación necesaria.

En su momento y hoy en día "renovado", en Argentina, el Plan Remediar se asentaba en los Centros de Atención Primaria de Salud, que ofrecían atención médica en forma gratuita a una población distribuida geográficamente a lo largo de nuestro territorio nacional. Estos pacientes recibían la medicación necesaria para la casi totalidad de las patologías ambulatorias y algunas crónicas por el término de dos años desde su primera consulta, en todo el país.

El objetivo de esa política era mejorar la atención del sistema sanitario en base a un principio de equidad, eliminar barreras de acceso a los medicamentos. Pero, como es costumbre, al producirse los cambios de gobierno y sus correspondientes estructuras, intrínsecas de las nuevas ideas o corrientes políticas, estos sistemas de atención, que desde mi punto de vista fueron muy eficaces, además que en ese momento trabajaba para el sector público y lo viví desde adentro. Entonces, una vez más, como fue mencionado en otro capítulo (Salud Pública o Privada), creo en la necesidad imperiosa del desarrollo de un sistema de salud nacional independiente del gobierno de turno. Será casi imposible con el paso de los años lograr una estructura firme de trabajo a nivel de salud pública.

La Organización Mundial de la Salud (OMS) aconseja que cada país establezca su propio listado de medicamentos esenciales, teniendo en cuenta su perfil fármaco-epidemiológico, propio de la idiosincrasia de la población y el desarrollo geográfico, climas y otras variables a incorporar en el análisis de determinación final del vademécum. En base a estos conceptos y al estudio de los contenidos de las diversas políticas, se puede afirmar que los planes desarrollados en los países para coberturas especiales y fundamentales son indiscutiblemente necesarios, constituyen una herramienta tendiente a afirmar los derechos sociales de toda la población, porque tiende a facilitar el acceso a la salud a toda la población, pero no solo es ese el impulso, creo que el principal motivo es evitar situaciones no deseadas (agravamiento de enfermedades-mortalidad, entre otras), no tratadas, a causa de inexistentes tratamientos medicamentosos. De esta manera, todas las personas recibirán su tratamiento correspondiente, dentro de la franja de la población sin cobertura, constituyendo, para el total del país, un 84,3 % de los pacientes atendidos. El 15,7 % restante cuenta con obra social.

Creo en una política nacional del medicamento duradera, perdurable en el tiempo y bajo cualquier contexto político y social. Las modificaciones constantes nunca llevarán a nada, y es aquí donde una vez más, vuelvo a interrogarme si las personas "políticas" están capacitadas para afrontar los cargos asignados y las responsabilidades sociales que implican. La interpretación semejante de estas, a fin de consensuar necesidades reales de la población, sin hacer política con la salud de la gente. Con el propósito y las palabras nunca se logra nada, los objetivos se concretan con la gestión, con un accionar activo, dependiente de políticas económicas sustanciales al país y su actividad. No puedo pretender un sistema de salud eficaz si mi sistema económico es un desastre, todo termina siempre en la dependencia real de los Estados o países en su economía. Es decir, un país sin producción considerada, sin valor agregado a sus productos nativos, sin desarrollo sustentable en el tiempo, ¿puede diagramar y llevar a cabo un buen sistema de salud pública? Creo que la respuesta es demasiado sencilla, claramente es un no, por el simple de hecho de la imposibilidad de financiarse con recursos económicos. Cuán lejos estaría el desarrollo científico-tecnológico si aún no puedo cubrir mis necesidades económicas para poder brindar a mi población un sistema de salud serio y comprometido.

Dejo constar claramente, en la interrelación disciplinaria de las diferentes áreas de gestión y administración de un país, de un Estado, de una provincia, o la forma que correspondiese, que es determinante en la llanura de lo necesario y de lo racional. Creo y pienso en el progreso indefinido, menciono las palabras de Karl Marx en su frase: "No producir la pérdida en las personas de la fe en el crecimiento indefinido", pero no solo creo y pienso, sino que actúo y procedo en base a mis ideas, a mis pensamientos. Modestamente, el compromiso, la actitud, la muestra diaria, el accionar, es lo que debemos demostrar los profesionales de la salud, lo que elegimos o lo que nos toca, es de esto les hablaba cuando expresaba mis interpretaciones sobre "liderazgo". Trasmitir también es importante.

Atención Primaria de la Salud- Sistemas de Salud

Con la necesidad de realizar acciones para proteger y promover la salud de todos los pueblos, en septiembre de 1978, en el marco de la Conferencia de Alma-Ata, realizada en Kazajistán, surge como estrategia la Atención Primaria de Salud (APS), cuya definición se fundamenta en "la asistencia sanitaria esencial, basada en métodos y tecnología, fundados científicamente y aceptados socialmente, puestos al alcance de todas las comunidades, con plena participación y a un costo que la comunidad y el país puedan sostener".

La APS instaura al sistema de salud, puesto que es el primer nivel de atención en la puerta natural de entrada, al estar sus servicios insertos en el seno de la comunidad.

La elasticidad de este método de atención ha demostrado que la APS puede ser adaptada a diferentes contextos políticos, sociales y culturales. Además, los cambios demográficos, sociales y epidemiológicos conducen a la necesidad de una revisión profunda de la estrategia de la APS, así podrá dar respuesta a las necesidades en salud y desarrollo de la población en el mundo. Obviamente que, de un país a otro, podrán tener diferencias o similitudes; adaptados a la idiosincrasia, estructura y desarrollo geográfico.

La calidad irá adquiriendo mayor relevancia. Es así como la Organización Mundial de la Salud (OMS) definió calidad como "el conjunto de servicios diagnósticos y terapéuticos más adecuado para conseguir una atención sanitaria óptima, teniendo en cuenta todos los factores y conocimientos del paciente y del servicio médico, y lograr el mejor resultado con el mínimo riesgo de efectos iatrogénicos, y la máxima satisfacción del paciente con el proceso".

En algunos espacios de la salud, se habla de "distinta calidad de atención recibida por la población". Desde mi punto de vista, la calidad brindada en un servicio de salud es una sola. Es decir, o doy calidad o no la doy. Esto incita a realizar el estudio de las estrategias para el logro de la equidad, en términos de calidad, por supuesto. Para ello, debemos implementar, como una forma de alcanzar el mejoramiento de la atención otorgada por los profesionales de la salud, distintas evaluaciones, como primer paso para lograr un mejoramiento continuo y así alcanzar un mayor nivel de calidad en las prestaciones.

La valoración del producto final en salud también debe observar el grado de satisfacción, definida como "el nivel en el cual los usuarios encuentran las perspectivas de servicio en salud esperados", por lo que la medición de la satisfacción del usuario en Atención Primaria de Salud es un elemento clave para mejorar la calidad de atención que proporciona, de esta manera, la consulta permanente en casos de necesidad, directamente en los centros de atención periférica. No obstante, si hay disconformidad con el servicio recibido, es muy poco probable que regresen a realizar una consulta, lo cual impactará de manera extremadamente negativa en el modelo de salud en cuestión.

Es oportuno realizar encuestas de satisfacción de usuarios de servicios de salud, pues resulta un indicador de calidad de atención sanitaria, que evaluará finalmente el resultado del sistema sanitario, su proceso y estructura, y de esa manera se podrán realizar correcciones necesarias a fin de ir hacia la idealidad de la prestación.

Pienso en que en la teoría todo se manifiesta importante, correcto y aplicable; pero siempre insisto en cómo llevarlo a cabo, en la gestión y administración de estos servicios, como así también en la predisposición política, porque esa es la palabra correcta, de los recursos necesarios para hacerlo.

Tanto Unicef, como la Organización Mundial de la Salud, se expresan en relación a la Atención Primaria de la Salud (APS) como una perspectiva de la salud que incluye a toda la humanidad, y que tiene por objeto avalar el mayor nivel posible de salud y bienestar, como así también su distribución equitativa, mediante la atención ajustada en las necesidades de la gente. Implica el transcurso perpetuo, que comprende desde la promoción de la salud y la prevención de enfermedades hasta el tratamiento, la rehabilitación y los cuidados paliativos, y tan próximo como sea posible del entorno cotidiano de las personas.

La APS comprende elementos conectados y sinérgicos: servicios de salud coordinados, atención primaria, gestión y administración correcta, bienes de salud pública, acciones y políticas determinantes de la salud, conexión con personas, familias y comunidades y su empoderamiento, para aumentar la participación social, dando las posibilidades de participación a la gente, que se involucre con su realidad.

Las Atención Primaria nace en el compromiso con la equidad, la protección y la participación, basándose y fundamentándose en el grado máximo de salud que se pueda lograr, como uno de los derechos fundamentales de todo ser humano, sin distinción de raza, religión, ideología política o condición económica o social.

Para lograr la universalidad sanitaria, los sistemas de salud deben pasar de su actual diseño basado en las enfermedades y las instituciones a uno basado en las personas y realizado con su ayuda. Para esto, las medidas deben ser universales, lo cual llevará inminentemente a que se preste una especial atención a la equidad y se realicen intervenciones que abarquen todo el curso de la vida.

La atención debe centrarse en los aspectos generales e interrelacionados de la salud física y mental, y todo lo que comprende o abarcan estos conceptos. La APS es el enfoque más inclusivo, equitativo, eficaz y efectivo para mejorar la calidad de vida de las personas, así como su bienestar social.

En gran parte del mundo, las inversiones en estos servicios públicos han mejorado el acceso a la salud, la labor de la atención médica, la rendición de cuentas en relación con los resultados obtenidos. La APS también es fundamental para que los sistemas de salud sean más resistentes en situaciones de crisis, más dinámicos en diagnósticos y tratamientos inmediatos y estén más preparados para actuar de forma temprana en respuesta a los aumentos en la demanda de servicios, para evitar así la saturación de los grandes hospitales, el traslado de la gente, motivo determinante este último en la "no concurrencia" a tiempo y el posterior agravamiento del paciente.

Organización Mundial de la Salud (OMS)

La OMS está influyendo en los países para reorientar sus sistemas de salud hacia la APS, como un medio determinante para lograr mayor empuje, evolución y seguridad sanitaria. Los sistemas de salud deben ser adecuados para las personas, el contexto y el fin para el que fueron diseñados. El desarrollo del sistema de salud involucra el fortalecimiento de, entre otras cosas, las decisiones y la financiación.

La OMS ha definido tres esferas estratégicas de trabajo para fortalecer la APS en todo el mundo (cito definiciones de la OMS):

1- Proporcionar un servicio de apoyo de ventanilla única a los Estados miembros para la aplicación de la APS en función de su contexto y prioridades. Eso implica poner en marcha el marco operacional para la APS y aprovechar las oportunidades de inversión de la respuesta a la pandemia de COVID-19, aplicando el principio de reconstruir para mejorar los sistemas de salud basados en la APS durante las labores de recuperación. Esa función central se basa en el trabajo y las experiencias realizados por los países y regiones de todo el mundo.

2- Generar soluciones innovadoras y datos probatorios sobre la APS, prestando una mayor atención a las personas que se quedan atrás. Este trabajo se basa en datos probatorios y soluciones de aplicación, orientaciones de mejores prácticas, experiencias positivas de países y literatura publicada sobre el tema. Entre los productos finales más importantes, figuran la orientación sobre el seguimiento y la medición para evaluar los avances de la APS en los países y, seguidamente, un informe mundial sobre esos avances, así como labores de fomento de la capacidad innovadora organizadas por la Academia de la OMS.

3- Promover la renovación de la APS mediante el liderazgo en políticas, la promoción y las asociaciones estratégicas con gobiernos, organizaciones no gubernamentales, organizaciones de la sociedad civil, asociados para el desarrollo, organismos hermanos de las Naciones Unidas, donantes y otras partes interesadas a nivel mundial, regional y de países. Entre otras iniciativas, se establecerá un Grupo Asesor Estratégico externo sobre la APS para asesorar a la OMS sobre la renovación de la APS en todo el mundo, se creará un premio APS para reconocer la excelencia en ese ámbito a nivel mundial y se promoverá nuevas asociaciones y redes de colaboración en la materia para integrar a nuevas partes interesadas, como jóvenes líderes de la salud, parlamentarios y agentes de la sociedad civil en general.

Su fortalecimiento

En un sistema de salud, existe una terminología muy importante y fundamental que es el "tratamiento adecuado"(para lo cual es determinante un diagnóstico correcto), entendido como la concreta atención médica de la población, la asistencia sanitaria esencial basada en métodos y tecnologías prácticos, científicamente fundados y socialmente aceptables, puesta al alcance de todos los individuos y familias de la comunidad, mediante su plena participación y a un costo que la comunidad y el país puedan soportar, en todas y cada una de las etapas de su desarrollo con un ánimo de autorresponsabilidad y autodeterminación.

La atención primaria representa el primer nivel de contacto de los individuos, la familia y la comunidad con el sistema nacional de salud, lo cual es muy importante, llevando lo más cerca posible la atención de salud al lugar donde residen y trabajan las personas, y constituye el primer elemento de un proceso permanente de asistencia sanitaria. Ello se conecta con la necesaria descentralización del sistema, acercando el primer nivel de atención al lugar concreto donde reside la población, a través de la implementación de diversos programas de infraestructura sanitarios para atender consultas, vacunar y atender urgencias, como así también programas de médicos barriales o de cabecera.

Sistemas de salud: variables y clasificación

Frenk (1994) define un sistema de salud como el conjunto de instrumentos sociales (por ejemplo, legislación, organizaciones y tecnologías) que movilizan recursos para transformarlos en servicios de salud. Estos instrumentos son dirigidos por políticas e información acerca de las necesidades de salud y el desempeño del sistema.

Interpreto por "sistema de salud" a todos los actores (participantes), instituciones y recursos que se proponen promover, restaurar o mantener la salud de la población, que obran bajo su responsabilidad y que gestionan una distribución equitativa de la salud entre las distintas poblaciones. De acuerdo con esta orientación, el sistema de salud desarrolla cuatro funciones clave que determinan la forma en la cual los insumos sanitarios son transformados en resultados de salud: prestación, financiamiento, generación de recursos y rectoría (OMS, 2000).

Sostenibilidad de los sistemas de salud

Podemos definir el término sostenibilidad como la capacidad para mantenerse o perdurar en el tiempo de manera solvente, y es analizado como primordial en cualquier foro de salud, principalmente debido a las crisis económicas en muchos países del mundo. Igualmente, debemos mencionar dentro de este análisis *la eficiencia*, representada como el resultado óptimo entre los recursos utilizados y los resultados obtenidos.

La *calidad*, al igual que la eficiencia, son valores e indicadores que utilizamos para maximizar la prestación, permiten medirse competitivamente en relación con los resultados obtenidos por otras organizaciones sanitarias, hacen a su evaluación y mejora constante y se hacen básicas y fundamentales para garantizar el avance.

La evolución organizativa de los sistemas de salud, entendida como un proceso que tiene su origen en el análisis o diagnóstico de situación y cuyo resultado se traduce en la implementación de medidas, tienen *su máximo exponente en la mejora de la eficiencia y la sostenibilidad del sistema.*

En los últimos años, se puso mucho empeño en la mejora de la eficiencia de los sistemas de salud públicos, una relación directa con la atención primaria de la salud que mencionábamos párrafos anteriores, en pro de garantizar su sostenibilidad, sobre todo en aquellos países con un modelo de sistema de salud nacional financiado por impuestos (PBI). La asistencia sanitaria y la inversión salud se convierten en un tema de análisis profundo en relación con la partida de sus presupuestos públicos, ya que es necesario garantizar que los recursos invertidos produzcan los máximos resultados posibles en salud y equidad.

Es común que las crisis económicas tensionen los presupuestos públicos ante la desmedida disminución de ingresos, a partir de lo cual será necesario implantar en el sector sanitario planes y políticas de mejora de la atención y calidad sanitaria.

Entre los factores que influyen en los principios básicos de eficiencia y sostenibilidad, podemos mencionar:

– Disminución del poder adquisitivo en crisis, aumento directo de los usuarios de la salud pública.

– Envejecimiento elevado de la población, aumento de la expectativa de vida. Este parámetro se encuentra en ascenso constante, principalmente en los países europeos.

– Aumento de prevalencia de patologías crónicas. Fundamentado en el punto anterior.

– Sobreutilización de la salud pública, lo cual genera presión social de importancia y disconformidad en la sociedad.

– Nuevas tecnologías de diagnósticos y tratamientos.

– Escaso desarrollo mundial de la prevención y tratamiento eficaz.

– Falta de adherencia a los tratamientos medicamentosos.

– Uso desmedido de la sanidad como herramienta política.

Los actores del sistema de salud

Es necesario mencionar que los sistemas de salud se encuentran conformados por una gran cantidad de intervinientes, lo que los lleva a convertirse en extremadamente complejos. Personas, instituciones, empresas, normativas, valores económicos, sociales y éticos, pueden confluir en un desequilibrio final, que increíblemente pone contentos a muchos. Estas situaciones son las que devastan a los sistemas de salud y lo llevan a la quiebra. Se hace fundamental conocer quién es quién en nuestro sistema de salud y cuáles son sus intereses, funciones e interrelaciones.

Los seis actores presentes y determinantes son:

Contribuyente: Todos aquellos ciudadanos que pagamos los impuestos mes a mes, personas físicas/jurídicas o empresas, que estamos obligados a soportar patrimonialmente el pago de los tributos, con la finalidad de financiar los gastos del Estado.

Paciente: Persona enferma o no que es atendida por un profesional de la salud pública o privada.

Profesional de la salud: Es la persona capacitada para atender los problemas de salud de la sociedad, entablada dentro de las diferentes áreas de las ciencias de la salud. Estos se involucran en la atención primaria, la atención con especialistas y los cuidados del paciente. Esta área no solo está comprendida por profesionales de la salud, sino que también tenemos profesionales no sanitarios, con responsabilidades significativas y con la misma finalidad que todo el personal de salud, una sociedad más saludable.

Financiador: En la salud pública, se corresponde con lo político, con los gobiernos, departamentos o Estados. Sus directivos se orientan según sus necesidades partidarias, tienen una estructura de trabajo interna fundamentada en lo popular, que limita hoy en día de manera significativa al crecimiento de la salud pública. Normalmente sus funciones son muy burocráticas, generan servicios demasiado beneficiosos sin un respaldo económico-financiero por detrás.

Productor del servicio público: Son los centros de atención primaria de la salud, hospitales, departamentos sanitarios centro-periférico de atención, entre otros.

Debemos ser realistas y exponer la poca capacidad de gestión en lo que respecta a los actores responsables públicos, donde se los tiene decidiendo a nivel presupuestario y por ende a nivel asistencial y de calidad de la atención dispensada.

La participación ciudadana, los profesionales de la salud, pero fundamentalmente los gobiernos, en su actuación, son fundamentales para una buena orientación y funcionamiento de un sistema de salud público. Se deben evitar los conflictos de intereses (el más común es el económico), donde el único interés debe ser la salud y el bienestar de las personas.

¿Podremos algún día manifestar conformidad con nuestro sistema de salud? ¿Existirá la posibilidad de confiar en las decisiones en materia de salud de la dirigencia política?

Financiamiento

El financiamiento se refiere a la movilización de recursos económicos en general, los hogares, empresas, gobiernos y organismos internacionales, fondos de aseguramiento público, presupuestos públicos o ahorros de la familia, que pueden ser asignados a través de diversos arreglos institucionales a la producción de servicios.

Tomando una amplia perspectiva de los sistemas de salud en el mundo, manifiesto algunos puntos determinantes en su estructura. Sin que ellos sean aplicados de la mejor manera, es imposible llevar adelante el funcionamiento de este modelo prestacional de salud.

Perspectiva política, llamado modelo de gestión, determinante de mi punto de vista. Menciono dos ejes centrales: establecer los valores o política de trabajo, que guían el sistema, y definir las funciones del Estado en el sector (decidiendo, por ejemplo, qué tipo de información debe suministrar, qué servicios debe proveer directamente, qué y cómo comprar a los proveedores de servicios y cómo regular el mercado de salud).

Perspectiva económica, llamado modelo de financiación, implica cuánto se debe gastar, de dónde deben provenir los recursos (por ejemplo, los impuestos generales, los salarios o los usuarios) y cómo debe asignarse esa partida presupuestaria (estableciendo los mecanismos de financiamiento y los métodos de pago).

Perspectiva técnica, llamado modelo de atención, se relaciona con prestaciones cubrir, a quién cubrir, cómo proveer y dónde proveer servicios.

Clasificaciones de los sistemas de salud

Los sistemas de salud varían trascendentalmente entre países, debido a que su configuración depende de factores políticos, culturales, demográficos, históricos y sociales (Dewar, 2010), por lo cual, para clasificarlos, es necesario considerar sus componentes y funciones.

Las tipologías de sistemas de salud se diferencian según:

* La metodología empleada para realizar la clasificación (por ejemplo, análisis cualitativos o cuantitativos).
* Las dimensiones del sistema de salud consideradas en la metodología.
* El grupo de países bajo estudio (pudiendo ser un análisis general con todos los sistemas de salud del mundo, o un grupo de sistemas de salud seleccionado de acuerdo con criterios regionales o de nivel de desarrollo socioeconómico).

El "tipo ideal" fue diseñado por Weber (1949) y es empleado regularmente en las Ciencias Sociales para referirse a los casos seleccionados que mejor ejemplifican las características de una clase dada:

- ***Pluralista***: Los servicios de salud son considerados bienes de consumo, existe gran autonomía de los profesionales médicos, la provisión es público-privada (pero con una alta participación de la provisión privada) y se emplean formas de pago directas (pago de bolsillo) e indirectas (por medio de terceros pagadores). Este era el sistema predominante en Estados Unidos.
- ***Seguro de salud***: Las prestaciones de salud son tratadas como bienes o servicios de consumo garantizados, hay una fuerte autonomía profesional, provisión mixta (público-privada) y pago frecuentemente indirecto. Este era el caso de Japón y los países de Europa Occidental (con la excepción de Reino Unido), muy aplicado en Francia.
- ***Servicio de salud***: Los servicios médico-sanitarios son concebidos como bienes de consumo, existe un alto grado de autonomía profesional, la provisión es frecuentemente pública

(la mayoría de las instituciones son propiedad del Estado) y la forma de pago es indirecta.

– ***Socializado***: La salud es considerada un servicio público, provisto por el Estado, los médicos son empleados del Estado y, si bien pueden nuclearse en organizaciones médicas, estas tienen un rol débil. Se distingue por el control total del Estado sobre los recursos sanitarios. Es el caso histórico de Cuba.

A lo largo del tiempo podemos analizar los sistemas de salud de una u otra forma, compuesto por gran cantidad de aristas y situaciones específicamente regionales, culturales y económicas. Estos se diferencian según la orientación, la importancia y la anatomía de los sistemas de salud resultantes. El suministro de servicios sanitarios y su financiación constituyen, desde mi óptica personal, un punto de inflexión determinante, es por eso que una vez más hago pesar la idea del desarrollo de un sistema sanitario independiente del gobierno de turno, caso contrario estaremos en un proceso cíclico constante, enlazado y sujeto a los cambios de gobierno y, por ende, miradas e intereses distintos. Sin duda, los modelos de salud aplicados, el que fuere, deben existir entre lo público y privado.

Bibliografía

Arenas CA. (2013). *Eficiencia de las concesiones administrativas sanitarias de la Comunidad Valenciana*. Sedisa Siglo XXI (2013). Disponible en: http://www.sedisa.net/documentos// Mon20130826115525article_a373.pdf.

Aristóteles. (2002). *Ética a Nicómaco*. J. Marías, J. y M. Araujo, (trads.) Madrid: Centro de Estudios Políticos y Constitucionales.

Aristóteles. (2005). *Política*. J. Marías, J. y M. Araujo, (trads.) Madrid: Centro de Estudios Políticos y Constitucionales.

Augustovski F. (2002) Evaluaciones económicas en salud II: ¿Cuáles son los resultados? ¿Ayudarán en el cuidado de los pacientes?

Bradley AC. (1997). Aristotle›s Conception of the State. En *Hellenica*. E. Abbott, (ed.) (181-243). Londres. Rivington. Reproducido en J. Dunn y I. Harris (eds.) (1997). *Aristotle*. Vol. I. (1-63). Edward Elgar Publishing.

Constant B. (2002). *Sobre la libertad en los antiguos y en los modernos*. M. A. López (trad.) Madrid: Tecnos.

Di Gennaro, F., & Abbate, A. (2004). De un vistazo 7/5. *Evidencia, Actualizacion En La práctica Ambulatoria*, 7(5). https://doi.org/10.51987/evidencia.v7i5.5428

Disp. ANMAT 2124/2011. Creación de Control de Mercado. Lic. Qca Farmacéutica Andrea N. Cella.

Dominguez G.; Bonal J. (1992) *Farmacia Hospitalaria*. 21ª Edición. Sociedad Española de Farmacéuticos de Hospital (SEFH). España.

El Suministro de Medicamentos. Management Science for Health. Boston; 1983.

Estados Unidos, Agencia para la Cooperación Internacional (USAID); Organización Panamericana de la Salud (OPS);

Agencia de las Naciones Unidas para la Infancia (UNICEF). El Suministro de medicamentos. Management Science for Health. Boston; 1983.

Estados Unidos, Agencia para la Cooperación Internacional(U-SAID); Organización Panamericana de la salud (OPS); Agencia de las Naciones Unidas para la Infancia (UNICEF).

Europe Sees Mixed Results From Public-Private Partnerships For Building And Managing Health Care Facilities And Services.HealthAffairs. 2013. 32:1. 146-154.

Evidencia y actualización en la práctica ambulatoria. (2002). 5 (5): 154-157.

Evidencia-actualización en la práctica ambulatoria. (2006) 9 (3): 66-67.

Friedman J. (2007). *Planificación.* Edit. Ministerio de Administraciones Públicas (MAP). Madrid.

García-Armesto S, Abadía-Taira MB, Durán A, Hernández-Quevedo C, Bernal-Delgado E. (2010). *Spain: Health system review.* Health Systems in Transition., 2010, 12(4):1–295.

Gimeno JA, Rubio S, Tamayo P. (2005) *Economía de la salud: fundamentos.* Ed. Díaz de Santos.

González AM. (2005). Democracia y representación. En *Persona y Derecho*, 52, 237-265.

Heater, D. (2005). *What is Citizenship?* Cambridge: Polity Press.

Heredia, M. (2010). "Ricos estructurales y nuevos ricos en Buenos Aires: primeras pistas sobre la reproducción y la recomposición de las clases altas", Estudios Sociológicos (Material de la Cátedra).

Hernández I, Aibar C, Aranaz JM, Lumbreras B. (2008). *Planificación y programación en atención a la salud.*; En: Piédrola G. et al. Medicina Preventiva y Salud Pública; 11ª edición; Madrid; Elsevier.

IASIST. (2011). *Evaluación de resultados de los hospitales en España según su modelo de gestión.* UBM Barcelona. Accesible en: http://www.iasist. com/files/Modelos_gestion_0.pdf.

IDIS. Sanidad Privada en España. (2016). *Aportando valor. Análisis de Situación*. Madrid. Accesible en: https://www.fundacionidis. com/es/informes/analysis-situation-2016.

Iriart C. (1997). *La reforma del sector salud en Argentina: de la salud como derecho Asesoría en Salud. Reforma en Salud: Lo Privado o lo Solidario*. Quito, Ecuador: CEAS.

Kraut R. (2002). *Aristotle. Political Philosophy*. Oxford: Oxford University Press.

López del Val A., Arenas Díaz CA. (2012). *Los actores del Sistema de Salud en España*. Revista SEDISA Siglo XXI.

López Fernández LA, Sevilla García E. (2001). *Los programas médico-preventivos*. En: Martínez Navarro et al (eds); Salud Pública; Barcelona, 2001.

Maqueda Lafuente J. (1996). *Cuadernos de dirección estratégica y planificación*.; APD/Díaz de Santos; Madrid.

Martín JJ, López del Amo MP. (2011). *Reformas organizativas en el Sistema Nacional de Salud*. En: Temes JL, Mengíbar M, eds. Gestión Hospitalaria. 5.a edición. Cap. 2. Madrid: McGraw Hill, 2011. Revisión exhaustiva de las reformas organizativas realizadas en el Sistema Nacional de Salud.

Ministerio de Sanidad, Servicios Sociales e Igualdad. (2015). *Informe anual del Sistema Nacional de Salud*.

Murmis, Miguel y Feldman, S. (1993). "Heterogeneidad social de la pobreza" en *MINUJÍN*, Alberto (editor): Cuesta abajo, Buenos Aires, UNICEF-Losada, pp. 45-92.

OPS-OMS. (1992). Programa de Naciones Unidas para el Desarrollo (PNUD). Material Educativo sobre el Sistema de Suministros en Instituciones de Salud. Guatemala.

OPS-OMS. (1993). Curso de Administración de sistemas de Suministro de Medicamentos esenciales. Universidad de Antioquía. Medellín.

Paganini JM. (2006). "Hacia la definición de un nuevo paradigma para la equidad en salud. Una propuesta para el análisis de las bases filosóficas para la salud colectiva", Revista de la facultad de Ciencias Médicas. Vol. 1 nº 3. UNLP, consultado en http://www.med.unlp.edu.ar/web_revista/actual/3%20 PAGANINI.pdf

Palacios L. (1978). *La prudencia política.* Madrid: Gredos.

Pineault R, Daveluy C. (1987). *La Planificación Sanitaria. Conceptos, métodos, estrategias*; Masson; Barcelona.

PolanyiI K. (2003). *Segunda parte. Ascenso y declinación de la economía de mercado en La Gran Ttransformación. Los orígenes políticos y económicos de nuestro tiempo*, Fondo de Cultura Económica, 2º edición en español, México.

Purroy C. (2005). *La provisión de los servicios sanitarios en la Unión Europea, ¿un espacio para el sistema europeo de salud?* Revista de administración sanitaria siglo XXI. 3(3), 517-529.

Ritter, J. (1997). *Metafiisica e politica, Studi su Aristotele e Hegel.* G. Cunico. (ed.) Genova: Marietti.

Rovira J. (1999). *Evaluación económica en salud: de la investigación a la toma de decisiones.* Rev. Esp. Salud Velásquez G. Farmacoeconomía: ¿evaluación científica o estrategia comercial? Rev. Panam. Salud Pública [serial on the Internet].

Sánchez Bayle M, Martín García M. (2004). *Nuevas formas de gestión: Las fundaciones sanitarias en Galicia.* Documento de trabajo 43/2004 Fundación Alternativas.

Sarandria R, & Augustovski F. (2006). Reflexiones acerca del uso de evaluaciones de costo-efectividad para la toma de decisiones sanitarias: "a propósito de un caso". *Evidencia, Actualización En La práctica Ambulatoria*, 9(3). https://doi.org/10.51987/evidencia.v9i3.5615

Sarandría R, Augustovski F. Comentario editorial: Reflexiones acerca del uso de evaluaciones de costo-efectividad para la toma de decisiones sanitarias: "a propósito de un caso".

Sennet R. [2000(1998)]. *La corrosión del carácter*, Barcelona, Editorial Anagrama. En particular: "Rutina" (Capítulo 2), pp. 32-46 y "Flexible. La reestructuración del tiempo" (capítulo 3), pp. 47-65.

Sonis A. (2001). "Equidad y Salud", en Archivos Argentinos de Pediatría 2001; 99(3) 253. Consultado en www.sap.org.ar/staticfiles/archivos/2001/arch01_3/253.pd

Spinelli H, Urquía M, Bargalló ML y Alazraqui M (2002). "Equidad en salud. Teoría y praxis", Serie Seminarios Salud y Política Pública. CEDES. Consultado en http://medicina.uncoma.edu.ar/download/postgrado/gestion_auditoria/clases/2010_06_10_dr_m Endez_valdemarin/11_equidad.pdf

Steiner G. (1998). *Planificación estratégica, lo que todo director debe saber*. Editorial CECSA.

Strauss L. (1953). *Natural Right and History*. Chicago: The University of Chicago Press.

Svampa M. (2005). *La Sociedad excluyente*, Buenos Aires, Taurus. En particular: "La transformación y territorialización de los sectores populares" (Capítulo 6), pp. 159-196.

Szretter Noste M. (2002). "La salud y los enfermos" pp 91-106 en RAITER, Alejandro: *Representaciones Sociales*, Eudeba.

Titmuss, R. (1981): *¿Qué es la Política Social?, en Política Social*, Edición a cargo de José García-Durán, Barcelona.

Tomás de Aquino. (1892). *Summa Theologiae* I-II y II-II. *Textum Leoninum Romae*. R. Busa. (ed), http://www.corpusthomisticum.org/iopera.html

Vergés J. (2011). *La eficiencia comparativa Empresa Pública vs. Empresa Privada: Evidencia empírica*. Accesible en: http:// webs2002.uab.es/jverges/pdf%20GEP&R//Eficiencia%20comparativa%20 Empresas%20 Publicas%20vs%20Privadas, %20.pdf.

Vigo A. (2006). *Estudios aristotélicos*. Pamplona: EUNSA.

Vilosio JO. (2009). *Simposio-Economía, política y salud*.

Wallerstein I. (1988): *El capitalismo histórico*, Siglo XXI editores, Madrid.

Woods C. (2014). The Limits of Citizenship in Aristotle's Politics. En *History of Political Thought*, 35/3, 399-435.

Zuckerman AM. (1998). *Healthcare strategic planning: approaches for the 21st century*. Health Administration Press.

Índice

Made in United States
Troutdale, OR
08/26/2025

33995878R00066